Iqbal K. Ahmed, MD / Xavier Campos-Möller, MD
Manjool Shah, MD / Arsham Sheybani, MD

高阶眼前节手术解析
疑难病例手术分步指南

ILLUSTRATED ADVANCED ANTERIOR SEGMENT SURGERY
A STEP-BY-STEP GUIDE FOR CHALLENGING CASES

编　著
〔加〕伊克巴尔·K. 艾哈迈德
〔加〕泽维尔·坎波斯–默勒
〔美〕曼约尔·沙阿
〔美〕阿尔沙姆·谢巴尼
主　审　张劲松　陈茂盛
主　译　王　勇　唐琼燕　华　夏
副主译　李　莉　谭吉林　王　静

天津出版传媒集团
天津科技翻译出版有限公司

著作权合同登记号:图字:02-2022-152

图书在版编目(CIP)数据

高阶眼前节手术解析:疑难病例手术分步指南/
(加)伊克巴尔·K.艾哈迈德(Iqbal K. Ahmed)等编著;
王勇,唐琼燕,华夏主译. —天津:天津科技翻译出版
有限公司,2023.11
书名原文:Illustrated Advanced Anterior
Segment Surgery : A Step-by-step Guide for
Challenging Cases
ISBN 978-7-5433-4377-1

Ⅰ.①高… Ⅱ.①伊… ②王… ③唐… ④华… Ⅲ.
①眼外科手术–指南 Ⅳ.①R779.6–62

中国国家版本馆 CIP 数据核字(2023)第 120973 号

授权单位:SLACK Incorporated
出　　版:天津科技翻译出版有限公司
出 版 人:刘子媛
地　　址:天津市南开区白堤路 244 号
邮政编码:300192
电　　话:022-87894896
传　　真:022-87893237
网　　址:www.tsttpc.com
印　　刷:天津海顺印业包装有限公司
发　　行:全国新华书店
版本记录:889mm×1194mm　16 开本　16.25 印张　200 千字
　　　　　2023 年 11 月第 1 版　2023 年 11 月第 1 次印刷
　　　　　定价:180.00 元

(如发现印装问题,可与出版社调换)

主译简介

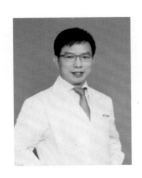

王　勇　医学博士,主任医师,博士研究生导师,武汉大学附属爱尔眼科医院副院长。担任中国非公立医疗协会眼科学专业委员会白内障分委会副主任委员,中国老年医学学会眼科分会青年委员会副主任委员,中国康复医学会视觉康复专业委员会委员,爱尔眼科医院集团白内障学组副组长。擅长中老年高度近视、老花眼、散光眼的手术矫正以及各类复杂白内障手术。

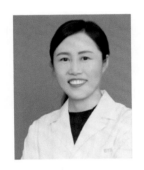

唐琼燕　眼科学博士,主任医师,硕士研究生导师,长沙爱尔眼科医院副院长,长沙市青年岗位能手。2007至2009年在美国加州大学洛杉矶分校 Jules Stein 眼科医院完成访问学者及博士后研究工作。发表SCI论文10余篇,主译眼科专业著作1部,参与撰写眼科专业著作1部。

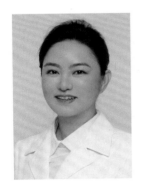

华　夏　眼科主任医师,留美博士后,博士研究生导师,爱尔眼科医院集团天津特区副总院长兼天津大学爱尔眼科医院副院长,天津市131第二层次创新型人才,天津市特聘教授青年学者,天津市首届创优能手,天津市首届医学新锐获得者。发表SCI论文30余篇,总影响因子高达135分以上,单篇最高影响因子达到16.744。主持国家重点研发计划项目子课题1项;主持国家自然科学基金面上项目2项,青年项目1项;主持天津市自然科学基金面上项目1项,主持天津市应用基础重点项目1项,主持爱尔眼科集团项目2项。获得2016年度天津市留学人员科技活动启动项目择优资助重点项目1项。2018年获得天津市科技进步二等奖1项。

副主译简介

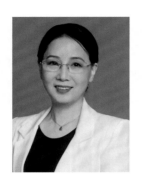

李 莉 主任医师,博士研究生导师,爱尔眼科广西省区总院长,爱尔眼科博士后科研工作站合作导师,担任广西非公立医疗机构协会眼科专业委员会主任委员。2000至2001年在美国加州大学尔湾分校从事访问学者工作。以第一作者及通讯作者发表论文70余篇,参编专著2部。

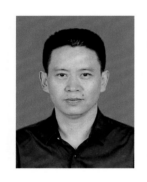

谭吉林 眼科学硕士,主任医师,硕士研究生导师,重庆爱尔眼科医院总院副院长,中国非公医疗协会眼科专业委员会白内障分委会委员,重庆市眼科专业委员会白内障学组副组长,重庆市医师协会防盲学组副组长,重庆市眼科专业委员会委员,重庆市中西医眼科专业委员会常务委员,爱尔眼科医院集团白内障学组副组长。从事眼科工作30年,完成白内障及屈光手术5万余例,国内外发表论文30余篇,拥有国家实用新型专利4项,曾获省市级科技进步一等奖1项和三等奖1项,是2021年全国五一劳动奖章获得者。

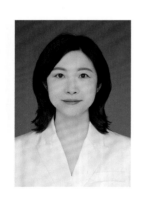

王 静 医学博士,副教授,副主任医师,硕士研究生导师,沈阳爱尔卓越眼科医院副院长。担任辽宁省生命科学学会眼科学与眼视光学分会委员,辽宁省医学会眼科学分会第十届委员会青年委员会委员,辽宁省医学会激光医学分会第八届委员会青年委员会委员,辽宁省生命科学学会眼科学白内障与人工晶状体专业委员会委员兼秘书,辽宁省生命科学学会眼科学研究会近视防控专业委员会常务委员兼秘书,辽宁省基层卫生协会眼科专业委员会常务委员,中华医学会眼科学分会会员,国际角膜塑形学会亚洲分会会员,亚太屈光白内障手术学会会员,美国眼科学会会员,爱尔眼科医院集团白内障学组秘书。

译校者名单

主　审

张劲松　沈阳爱尔卓越眼科医院

陈茂盛　重庆爱尔眼科医院

主　译

王　勇　武汉大学附属爱尔眼科医院

唐琼燕　中南大学爱尔眼科学院/长沙爱尔眼科医院

华　夏　天津大学爱尔眼科医院

副主译

李　莉　南宁爱尔眼科医院

谭吉林　重庆爱尔眼科医院

王　静　中南大学爱尔眼科学院/沈阳爱尔卓越眼科医院

译校者（按姓氏汉语拼音排序）

陈　旭　中南大学爱尔眼科学院/上海爱尔清亮眼科医院/
曜影医疗眼科及眼视光学中心

冯　珂　郑州爱尔眼科医院

高　岩　太原爱尔眼科医院

华　夏　天津大学爱尔眼科医院

雷　琼　武汉爱尔眼科洪山医院

李　莉　南宁爱尔眼科医院

林英杰　佛山爱尔眼科医院

谭吉林　重庆爱尔眼科医院

唐琼燕　中南大学爱尔眼科学院/长沙爱尔眼科医院

王　静　中南大学爱尔眼科学院/沈阳爱尔卓越眼科医院

王　勇　武汉大学附属爱尔眼科医院

巫　雷　成都爱尔眼科医院

武哲明　暨南大学附属广州爱尔眼科医院

周　莉　武汉大学附属爱尔眼科医院

翻译组秘书

赵　耀　爱尔眼科医院集团国际战略发展中心

编者简介

Iqbal K. Ahmed,医学博士,盐湖城犹他大学眼科和视觉科学系教授,加拿大安大略省多伦多大学眼科和视觉科学系助理教授,兼任肯辛顿眼科研究所的研究部主任,Trillium健康理事会眼科主任,Prism眼科研究所医学主任。Ahmed医生,因其在诊断和手术治疗高难度复杂眼病(包括青光眼和手术并发症)方面的高超技术和开创性工作而闻名于世。他被认为是世界上最有经验的复杂眼病手术医生之一,并在新技术应用方面培训了众多的眼科手术医生。

此外,他一直在研究青光眼、白内障和人工晶状体植入等手术治疗技术的最前沿。当地,全国,乃至世界各地的患者都被转诊到他这里进行治疗,他曾被邀请在全球的四大洲进行手术。

Ahmed医生一直致力于青光眼和复杂白内障摘除手术的显微外科设备和技术的开发,并积极参与国家级和国际级的研究和医学教育工作。他曾获得多项研究资助,研究领域包括青光眼药物、激光和手术设备/技术、眼前节和视网膜/视神经成像、闭角型青光眼、白内障手术技术和设备、人工晶状体设计等。

Ahmed医生设计了新型的应用于青光眼手术的钻石刀、显微手术器械和设备、植入物以及晶状体脱位性白内障的手术处理技术、虹膜重建、青光眼植入物等。他在青光眼手术方面做出了开创性的贡献,提出并定义了"微创青光眼手术(MIGS)"这一术语,同时这一术语被应用于一种新的手术方法和设备。他在加拿大开展了首例激光白内障手术。由于在专业上勇于创新,Ahmed医生被请求为多家公司和制造商提供咨询,特别是与新设备和技术开发相关的业务。

Xavier Campos-Möller,医学博士,加拿大纽芬兰科纳布鲁克西部纪念地区医院眼科青光眼和高级眼前节手术部主任。

Campos-Möller医生在墨西哥的Asociación para Evitar la Ceguera完成了其眼科住院医生培训,并获得了墨西哥城国立眼前节外科研究所的奖学金。后来,他在加拿大安大略省多伦多大学的Ahmed医生指导下完成了青光眼和高级眼前节手术的专业学习。目前,他在纽芬兰的科纳布鲁克经营一家眼科手术中心,主要专注于白内障、复杂的眼前节手术、微创和传统青光眼手术。他致力于治盲工作,并经常执行国际的人道主义治盲手术任务。

Manjool Shah,医学博士,美国密歇根大学安娜堡分校凯洛格眼科中心眼科和视觉科学临床助理教授。同时,他还兼任青光眼、白内障和眼前节疾病部的医疗主任,以及青光眼专科培训项目主任。Shah 博士在俄勒冈州波特兰市 Casey 眼科中心完成了住院医生培训,并在加拿大安大略省的多伦多大学完成了青光眼和高级眼前节手术方面的专科培训。他在机构从事住院医生和研究员的教学工作,参与世界各地的眼科手术培训,并积极参加各类国家级和国际级协会的专业交流。他主要致力于新型和传统的青光眼手术的开展和培训,以及复杂的眼前节手术处理。

Arsham Sheybani,医学博士,是一名热心的教学者,他能够很好地平衡自己的生活,既可以同住院医生和专业培训医生一起不断探索新知识,又可以合理地安排时间陪伴家人。

中文版序言一

　　王勇教授及其翻译团队主译的《高阶眼前节手术解析：疑难病例手术分步指南》一书即将出版，并邀请我为本书作序。我浏览本书后，感觉这本书图文并茂，形式新颖，令人眼前一亮。

　　本书就眼前节手术中较常见的复杂操作，如小瞳孔白内障手术、人工晶状体悬吊术、瞳孔成形术、虹膜缝合术等分类进行详细介绍。书中内容既有对经典术式的详解，也有对创新术式的介绍，可供具有不同手术经验的读者参考和学习。在介绍具体手术步骤方面，书中重点关注手术要点的解析，如植入虹膜拉钩与囊袋拉钩时，因其形状相近，并且固定的位置不同，其在植入制作切口方面就有差异。本书每一章的开篇针对操作要点进行标注。为了方便读者理解，本书结合大量的手术视频截图及操作示意图，以图文并茂的方式进行解读。此外，本书对手术相关的其他细节也进行了介绍，如主刀医生的坐姿、手位的摆放等，从而利于读者更好地开展手术。

　　本书的原作者是 Ahmed 教授，其是国际知名的白内障与青光眼手术专家，有不少创新的手术操作和发明，我曾在国际会议上主持及点评其讲座。王勇教授及其翻译团队具有丰富的手术经验，他们在翻译过程中结合临床实际操作，把复杂手术操作的要点诠释得更加具体。相信本书的出版可以对有一定手术基础的眼科医生提供帮助，本书是一本内容新颖、实用价值很高的译著。

浙江大学附属第二医院眼科中心主任
中华医学会眼科学会主任委员
亚太白内障及屈光手术学会主席
浙江省医学会会长
2023 年 9 月

中文版序言二

　　白内障、青光眼等眼前节手术技术的开展和革新引领了眼科学历史上几次革命性的创新式发展，也帮助众多患者重获光明和新生。一名出色的眼前节手术医生应"内外兼修"，兼具丰富的专业知识、精湛的手术技能和仁爱的医者情怀。数字与智能技术的发展正在逐步革新人们学习新知识、积累经验的方式。白内障智能手术导航系统、眼科手术机器人等新技术、新产品的问世为眼科手术医生缩短学习曲线、规范手术操作提供了有力的工具，同时，也对术者在面对疑难、复杂病例时，理解精髓要点、精进操作技能、提高手术效果提出了更高要求。

　　一本系统全面、图文并茂的专著无疑将是眼科手术医生的"好老师"。本书的原著作者Ahmed教授不仅在复杂白内障、青光眼手术方面有深厚造诣，还致力于革新技术和医疗器械、眼科医生培训与教育等相关领域。在各阶段眼前节手术医生处理具有挑战性的病例和并发症时，本书提供了"战略"框架和"战术"指引。本书主译王勇教授及其翻译团队结合临床经验及自身体会，对原著加以诠释，将对相关经验和技术在国内同行中的普及、推广起到重要作用。期待本书的出版能为广大眼科医生在复杂眼前节手术处理方面带来收获，同时，启发广大眼科医生的新理念、新技术、新模式，为更多患者带来光明与希望。

中山大学中山眼科中心主任(院长)

国家"万人计划"领军人才

2023 年 9 月

中文版序言三

　　随着我国眼科诊疗能力与眼科手术技术的不断提升，已有越来越多的患者从积极的手术治疗中获得优异的视觉效果。然而，在临床中依然有诸多复杂、疑难的眼部情况需要联合考量，而我们尚缺少对于复杂手术的规范化培训与管理。基于这一情况，爱尔眼科多年来一直致力于眼科医生，尤其是白内障医生的规范化培训体系的建设，特别是复杂眼前节手术相关医学与教育理念的引入，能够进一步提升医生的能力和提高手术的质量与效果。

　　复杂的疑难眼前节手术的开展，需要精益求精之心，需要满怀进取之志，需要求真务实，勇于创新。而对于每一位眼科医生而言，面对复杂病例与手术挑战，面对术中并发症与意外情况，亟须沉着应对、随机应变。因此，爱尔眼科医院集团白内障学组在各方的支持下，翻译并出版了《高阶眼前节手术解析：疑难病例手术分步指南》一书，以供国内的眼科医生学习和使用。

　　本书由复杂眼前节手术领域专家 Ahmed 教授领衔团队编著。全书以复杂眼前节手术为聚焦点，对手术器械、手术步骤、术中参数设置、手术技术等进行了详细介绍，同时配以大量清晰的彩色图片，图文并茂地解析了复杂手术的难点，以独特的视角为广大眼科临床医生呈现了一场复杂眼前节手术的"学术盛宴"。

　　本书实用性极强，适合各个阶段的眼科医生，尤其是高层次眼前节手术医生的进阶学习，在进一步指导临床实践工作上具有重要意义。对于复杂眼前节手术的各种特殊情况，本书均进行了详尽的介绍和生动的展示，对眼科医生开拓诊疗思路、提升眼前节手术的质量和效果、开展临床科研工作均提供了良好的参考与指导，并以此实现整体诊疗水平的进一步提升，让更多的眼病患者获得更理想的手术效果与更快速的术后恢复。

　　精于工、匠于心、品于行、名于世。在此，我谨代表爱尔眼科医院集团白内障学组，感谢 Ahmed 教授团队的优秀著作，感谢天津科技翻译出版有限公司的大力支持，感谢由王勇教授牵头的爱尔眼科白内障学组专家团队的精心翻译，感谢爱尔眼科医院集团国际部的全面策划与统筹安排。

　　习医之人须博极医源，精勤不倦。因此，我们期待本书的出版能够为广大眼科医生在眼前节手术的处理与应对方面提供帮助，包括开发新理念、开拓新思路、开辟新天地，同时期待更多技术精湛的手术大师为患者带来光明与新生！

爱尔眼科医院集团辽宁省区总院长
爱尔眼科医院集团白内障学组组长
爱尔眼科医院集团白内障与人工晶状体研究所所长
2023 年 2 月

对于复杂的眼前节手术，虽然不同手术医生的处理方式可能不同，但是大家追求的目标是相同的，希望以最小的创伤获得最好的、最持久的手术效果，并最大可能地恢复患者的视功能，这也是我们眼科医生的职责之所在。因此，对于这一类手术的手术方法，没有最好，只有更好。为了这一目标，作为手术医生，除了需要不断地积累手术经验和总结经验以外，还需要不断地学习，善于借鉴和吸收别人的手术技巧和创新方式，博采众长，融会贯通，这样遇到各种复杂手术才能游刃有余，迎刃而解。为了这一目标，还要敢于创新、走在前沿，尽管有时甚至会被患者的误解和不理解。

王勇医生是我相识近 20 年的好朋友、同事，从博士研究生毕业到现在成为优秀硕士研究生导师、教授，从开始学手术到现在拥有数万例经验的白内障手术专家，从科室会议案例分享到多次的全国大会现场表演，他目前擅长各种复杂白内障手术及屈光性白内障手术，在特殊病例的人工晶状体度数计算方面有丰富的经验和独到的见解，我见证了他的成长，与他共事是我的殊荣和骄傲。

王勇医生带领着一批有丰富临床实践经验的中青年白内障手术专家，在众多的国外出版的眼科书籍中，选择了 Ahmed 教授最新出版的这部专著。Ahmed 教授擅长各种复杂白内障、青光眼等眼前节手术，在人工晶状体的设计、眼科手术设备的研发、新技术的开发等方面具有深厚造诣。本书的译者我都很熟悉，他们都有着丰富的手术经验和带教经验，在翻译时结合了他们的体会，能够对术者的手术创意、处理细节领会准确。本书通俗易懂，辅助以图文并茂的说明，内容翔实。我阅读此书后也受益匪浅，相信读者会与我同感。本书一定会深受广大青年眼科医生的欢迎。

读后感慨，欣做此序。

爱尔眼科医院集团重庆/新疆省区 CEO

爱尔眼科医院集团白内障学组专家组组长

2023 年 4 月

中文版前言

　　合并晶状体脱位的白内障手术、人工晶状体悬吊固定术、小瞳孔白内障手术、瞳孔成形术、虹膜缝合术等复杂眼前节手术一直是眼科临床的挑战,也是眼科学术会议及眼科同行交流的热点。相较于常规的眼前节手术,复杂手术操作难,并发症较高,因此复杂眼前节手术需要谨慎的术前评估、全面的手术设计、精湛的手术操作、合适的手术设备及器械的辅助,以及密切的术后随访。

　　Ahmed教授是国际白内障和青光眼手术领域的专家,其擅长复杂眼前节手术的创新操作,以及革新性器械及耗材的发明和应用,同时致力于新术式的推广和普及。

　　Ahmed教授等编写的《高阶眼前节手术解析:疑难病例手术分步指南》一书通过图文并茂的形式介绍了复杂眼前节手术的操作技巧。相较于其他书籍,本书内容更聚焦于实战指导,对手术器械到手术操作要点进行逐一详解。我们阅读后将书中的手术技巧应用到临床中,使手术安全性和手术效率显著提升,因此,将本书翻译为中文,以期与国内眼科同行进行交流。

　　本书的翻译得到了爱尔眼科医院集团、译者专家团队的大力支持。本书的译者均为具有丰富白内障手术经验的专家和博士,按照翻译的"信、达、雅"三原则,期待将Ahmed教授的手术技巧诠释给国内同行。但因译者的知识局限,以及本书中的一些手术技巧及器械耗材在国内尚未普及,书中的翻译可能存在不足,请读者包涵并指导。

　　特别感谢张咏梅、陈梦迪带领的爱尔眼科医院集团国际战略发展中心对于本书翻译工作的全面策划与统筹安排,尤其感谢赵耀在本书翻译过程中所做的大量联系工作,包括专家对接和内容核查等。

　　最后期待本书的出版能够对广大眼科医生有所帮助及启发,在实践中不断创新,用精湛的手术为患者带来光明。

武汉大学附属爱尔眼科医院副院长

爱尔眼科医院集团白内障学组副组长

2023年4月

序 言

　　有效处理白内障手术并发症,无论是对"常规"病例还是复杂病例,是每一位眼科医生的基本目标。在过去的 30 年里, 数位有天赋的眼科医生无私地分享了他们的手术经验和教学技巧,以帮助全球眼科医生提升患者的治疗效果。医学博士 Robert Osher 开创了视频讲座的形式,在此之后,这个领域涌现出一批富有才华的新讲者,其中以 Ahmed 最为著名,他非凡的手术技能和洞察力、引人入胜的授课风格、沉浸式视频的形式,吸引和培训了世界各地无数的眼科医生。Ahmed 医生是一位极具天赋的传授者,能够带领听众步入他的逻辑模式,引导他们去接触各种具有挑战性的眼前节病例。

　　Ahmed 医生和他的团队编写本书,旨在为眼科手术医生在处理具有挑战性的病例或面对意想不到的并发症时,提供一个战略大纲和实践手册。本书的手术照片、图形叠置、插图以及手术步骤详解,均便于读者细致入微地理解每个病例。这种基础的方法能够让手术医生在面对术中难以避免的各种挑战时可以随机应变,而不是墨守成规。本书将各种并发症安排于各个独立的章节,这样更利于针对某一特殊挑战的术前准备。

　　除了对复杂病例的全面分析外,Ahmed 医生及其同事还专门对眼科手术中的人体工程学进行了介绍。这些细节在常规病例中很重要,而对于持续时间较长的复杂病例更有价值。本书对足/腿/臂/手/颈和显微镜定位及运动的细致分析,对人体工程学的深入了解,能够提升手术医生的舒适度和手术流畅度,使医生的手术操作达到最佳水平。

　　高度推荐 Ahmed 医生的这本极具实用价值的新书,其能使眼科手术医生在面对各种眼前节手术挑战时具有判断力和自信心。

Barry Seibel, MD

Seibel Vision Surgery

Los Angeles, California

献 词

谨以此书献给我已故的导师，Alan S. Crandall 医学博士，他激励了一代又一代的眼前节手术医生，以谦虚和爱的精神去超越手术的极限。

——Iqbal K. Ahmed, MD

- 致我的妻子，Patricia，感谢她在我完成此书过程中给予的丰富灵感、大力支持和鼓励。
- 致我的女儿，Kasha，愿她所期皆如愿。
- 致我的父母，Clara 和 Xavier，感谢他们教会我一切皆有可能，感谢他们总是把孩子的需要放在首位。
- 致 Ahmed，亦师亦友，与他相遇并共事是我一生的殊荣。
- 致我的患者，感谢他们把最珍贵的视力托付给我。
- 致我的兄弟，Sebastian，感谢他为书中插图所做的大量工作。

——Xavier Campos-Möller, MD

致我的妻子，她的谦逊和共情对我是一种激励。致我的患者，他们教会了我勇气。致我的同事、导师和学生们，他们始终与我并肩一起推动外科手术技术和教育的不断发展。

——Manjool Shah, MD

致我的导师们，他们使我懂得在教学中要有耐心。致我的父亲，他向我展示了培训医生的价值。致我的母亲，她让我不断打破边界，突破自我。致我的妻子，她鼓励我做更好的自己。还要感谢我的孩子们，他们推动我成为一个好的行为榜样。

——Arsham Sheybani, MD

目　录

第 1 章　引言——如何使用本书和制订手术计划 ……………………………………… 1

第 2 章　人体工程学、手位放置和手术器械握持 ……………………………………… 5

第 3 章　切口制作 ……………………………………………………………………… 18

第 4 章　小瞳孔撕囊术 ………………………………………………………………… 22

第 5 章　弹性虹膜拉钩的植入与取出 ………………………………………………… 25

第 6 章　Malyugin 环瞳孔扩张器的植入与取出 ……………………………………… 31

第 7 章　悬韧带异常情况下的撕囊操作 ……………………………………………… 37

第 8 章　其他具有挑战性的撕囊病例 ………………………………………………… 43

第 9 章　如何使用囊袋拉钩 …………………………………………………………… 49

第 10 章　囊袋张力环植入术 …………………………………………………………… 53

第 11 章　可缝合节段性囊袋张力环植入术 …………………………………………… 58

第 12 章　如何植入改良的可缝合囊袋张力环 ………………………………………… 71

第 13 章　前段玻璃体切割术技巧 ……………………………………………………… 78

第 14 章　人工晶状体光学部前囊口夹持固定术 ……………………………………… 84

第 15 章　人工晶状体光学部后囊口夹持固定术 ……………………………………… 89

第 16 章　一片式人工晶状体光学部反向夹持固定术 ………………………………… 95

第 17 章　房角支撑型前房人工晶状体植入术 ………………………………………… 101

第 18 章　虹膜夹型人工晶状体植入术 ………………………………………………… 106

第 19 章　经虹膜人工晶状体缝合固定术 ……………………………………………… 114

第 20 章　三片式人工晶状体襻巩膜层间固定术 ……………………………………… 126

第 21 章　Yamane 人工晶状体襻双针法兰巩膜层间固定术 ………………………… 136

第 22 章　经巩膜人工晶状体缝合固定术 ……………………………………………… 148

第 23 章　背驮式人工晶状体植入术 …………………………………………………… 156

第 24 章　囊袋内人工晶状体取出术 …………………………………………………… 160

第 25 章　人工晶状体囊袋复合体脱位经巩膜缝合固定复位术 ……………………… 167

第 26 章　虹膜缝合术 …………………………………………………………………… 176

第 27 章　房角分离术 …………………………………………………………………… 187

第 28 章　瞳孔移位的瞳孔成形术 ……………………………………………………… 191

第 29 章　虹膜环扎术 196

第 30 章　虹膜隔环与人工虹膜植入术 204

第 31 章　人工虹膜联合三片式人工晶状体襻巩膜层间固定术 216

第 32 章　虹膜根部离断修复术 225

第 33 章　睫状体脱离缝合固定术 230

第 34 章　周边虹膜–悬韧带–前段玻璃体联合切除术防治恶性青光眼 235

参考文献 238

索引 240

微·信·扫·码

助你实现
高效阅读

- 医学资讯　获取医学领域专业信息,有效拓展知识储备。
- 读者社群　加入本书读者社群,交流探讨专业话题。
- 推荐书单　领取医学专业参考书单,精进你的专业能力。

第1章 引言——如何使用本书和制订手术计划

如何使用本书

　　我们希望编写一本令人耳目一新、简单易用且在规划手术时便于快速查阅"如何做"的方法指南。为此,我们大幅减少了文字内容,而增加了更多的图片,且图片大多来自真实病例的手术视频。在图片下进行了相关备注,包括图片中隐含的内容,或应着重强调的知识点。我们希望读者在阅读过程中仔细研读每一张图片,且在完成整章学习后再次浏览图片,这样可以更好地掌握每张图片中展示的技术,并将操作步骤连贯起来。这将创造一种理想的视觉记忆,给读者一种"似曾相识"的感觉。这也是本书的设计初衷,希望提供一本便于快速查阅的可视化指南,可以(也应该)被一遍又一遍的回顾,特别是即将进行复杂手术的前一天或当天早晨。

　　我们确实鼓励您阅读整本书,但我们也理解,有时您只需要学习或复习特定的手术技术。这本书的章节标题命名规律为"如何处理+特定病例",以帮助您快速找到解决问题的方法。如果您倾向于某些特定的技术,我们建议您首先阅读引言章节,以便最大限度地利用本书所提供的手术要点。

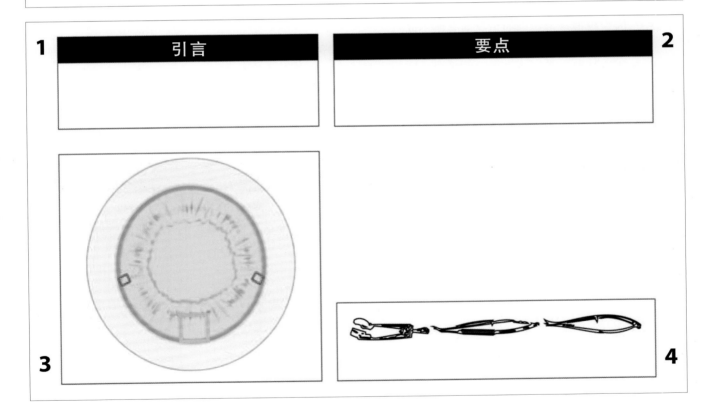

1　　　　　引言	2　　　　　要点

　　每一章的第一页都包含了重要的信息,不应该被忽视。其分为四个部分:

　　1.引言:本节提供了对本章所述技术的精练概述,以及可能使用该技术的常见病例。

　　2.要点:本节概括了每项技术的核心要点,请读者务必牢记于心。当您复习每个章节时,这个部分可以作为"快速提醒",便于回顾相关的关键概念。

3.切口:我们设计了一套关于"手术切口"的模板,以便于读者清晰明了地知晓每个病例中切口的位置与制作方法,并在日后回顾复习时,可以快速查看,一目了然。我们用不同的颜色来标记不同种类及不同位置的切口,且通篇保持一致,希望可以通过这种方式给读者留下深刻的视觉记忆。此外,我们提供的切口模板并不是希望被一成不变地使用,而是应依据患者和术者的特征,包括眼球和眼眶的解剖条件、手术器械、术者手位等进行个性化调整。有关每种切口的详细信息以及参考图标含义详见第3章。

4.工具箱:本部分旨在帮助您准备一些在标准白内障手术流程之外所必需的设备与器械,以便更加从容地应对某些特殊病例。

除以上四部分外,每个章节的其余内容将会深入地进行手术技巧探讨。重要手术步骤均用图片来展示,并辅以相应的文字注释,部分内容还会以插图的形式进行扩充性的阐述。由于页面篇幅有限,一些注释文字可能并不与其相关的图片直接毗邻,因此我们建议读者可以反复进行章节阅读来获得更好的内容连贯性。由于本书所有内容都是简明扼要的,即使多读几遍也不会花费太多时间。我们力图将复杂的手术教学以这种生动的"连环画"的形式展示给大家,希望可以给读者提供一种更为直观新颖的阅读体验。当然我们也不希望读者忽略传统的文字版手术教学出版物,二者应相辅相成、相互结合来进行手术学习。

"魔术之手"部分我们特地穿插了一些从术者角度拍摄的第一视角的广角照片,以便于读者更好地理解不同案例中在显微镜之外术者的手是如何放置及器械是如何握持的。这些手的握持姿势和摆放位置只是一个参考,因为根据每个病例的情况会有所不同。

最后,本书作为一本简要的手术指南,对眼前节复杂病例手术处理中的一系列重要的概念与技巧进行了概述,熟练地掌握这些技巧后将有助于我们游刃有余地处理手术中的复杂情况。然而,每个病例都具有其独特性,希望读者对本书中所述技巧加以灵活应用,而不是拘泥于本书中的模板,这样才能更好地完成每一台个性化手术。

制订手术计划

人类眼球是很小的器官,但眼前节疾病纷繁复杂,术者在手术中可能会遇到众多挑战。作为手术医生,我们的首要原则是"不能因为治疗而带来附加的伤害"(避免手术并发症),这需要我们在术前制订好适宜的手术计划。

详尽的病史采集和辅助检查是手术成功的第一步。手术医生与患者初次见面之际,就应该着手制订手术计划。

详尽的病史不仅对手术的操作至关重要,还是围术期管理的重要因素。例如:
- 药物治疗史(若患者对碳酸酐酶抑制剂类药物过敏,那么在手术结束时我们需要更加彻底地吸除黏弹剂)。
- 既往手术和手术并发症史[如晶状体前囊撕裂,那么人工晶状体(IOL)光学部夹持技术将难以实现]。
- 患者既往手术体验(根据手术计划以及患者既往麻醉方式的舒适度,选择适当的麻醉方式)。

在实际工作中,患者的诉求往往是多元化的。我们应基于详尽的病史采集以及和患者的耐心交流和沟通,将其诉求按轻重缓急排序,着力于解决主要矛盾,并改变相应的手术方案。例如,我们试图处理植入衍射型多焦 IOL 的患者的正性眩光幻影,但这样有很大概率会造成负性眩光幻影,而患者实际上可能更难以忍受负性眩光幻影对他造成的影响。

眼科检查——以下是我们总结的能够指导手术规划的眼部检查。
- 眼眶的解剖结构会影响手术中器械进出前房的难易度,眶缘突出、眶周脂肪萎缩,以及睑裂狭小都会给切口的制作和器械的进出带来挑战。
- 眼表的详细检查将有助于发现影响术后眩光幻影的眼表相关因素。
- 角膜内皮检查。若患者合并内皮营养不良,并出现角膜小滴样结构,可能会产生非 IOL 源性的正性眩光幻影。
- 前房角镜检查:
  ○ 除了房角的开放程度,应检查是否存在房角的不对称性。特别要注意房角的色素沉积,可能提示某些 IOL 眼患者存在着虹膜摩擦脱色素所致的不对称性青光眼。
  ○ 散瞳下的前房角镜检查可以查看虹膜下的结构,其已经成为复杂的眼前节疾病诊疗中一种非常重要的工具。
- 裂隙灯后照法是发现虹膜萎缩、脱色素等其他不易发现的虹膜缺陷的重要手段,也用于评估晶状体囊袋状态与晶状体位置。
- 当检查虹膜时,我们不仅要评估瞳孔的大小及功能,也要观察虹膜自身的状态,如虹膜基质是否有萎缩变薄,导致虹膜出现透光的缺陷。
- 详尽记录 IOL 的种类、IOL 的旋转调位部位、与囊袋的位置关系、前后囊的状态以及前后囊切开的大小,这些都将帮助我们选择更恰当的 IOL 置换或悬吊术式。

诊断性检查——这些检查并不能取代常规检查,但可以带来更多的眼部信息:
- 角膜分析:
  ○ 角膜地形图不仅有助于我们判断角膜的散光情况,也有助于干眼症的诊断、角膜切口位置的设计与高阶像差的测量。
  ○ 角膜内皮细胞计数:对于角膜内皮细胞绝对数量较低或者相较于另一侧眼睛相对数量较少者,我们更倾向于植入后房固定型 IOL。另外,我们应尽可能减少眼内的灌注,前房维持器不适用于这些患者,应改为经睫状体平坦部进入的眼内灌注装置。
- 眼前节光学相干断层成像(AS-OCT)适用于眼前节结构的客观评估和测量。
- 超声生物显微镜(UBM)在检查眼前节 AS-OCT 无法穿透的虹膜后解剖结构和植入物方面较为有优势,也利于观察睫状体的形态大小和位置。
- 眼后节影像检查:
  ○ 眼底照相:可以记录眼底后极部的疾病情况,并有助于发现初期眼科临床检查漏诊的病变。
  ○ 黄斑区 OCT:黄斑区细微的改变都应引起我们的注意。未经治疗的轻度黄斑水肿可能会在手术后加重。

患者的期望值管理也是至关重要的,无论病例的难易程度,患者的术后期望值必须与实际情况相吻合。每位患者的情况都是不同的,我们遇到的挑战也不同。处理好复杂的眼前节手术往往需要一个团队来解决各种问题。虽然我们致力于改善患者术后的视觉质量,但是我们不能期待所有的症状都能被完全解决。例如,虹膜缺损严重者,即使做了瞳孔成形术,也不能完全解决其术后眩光问题。

手术方案的规划

手术的每一步操作都应在我们的计划之中。手术前我们应该在脑海中模拟整个手术过程，这将有助于切口的选择及后续步骤的规划。手术前需要考虑和处理的其他问题如下：

- 患者采取何种体位？
- 采用何种麻醉方式？
- 手术医生采用什么座位位置？
- 采用何种位置和类型的手术切口？
- 对于青光眼患者，我们是先行白内障手术？还是先行青光眼手术？抑或先对虹膜进行处理？
- 选择使用何种眼科黏弹剂？何种类型瞳孔扩张器？晶状体囊袋如何支撑？以及何种 IOL 缝合器械？
- 预计是否会进行玻璃体切割术？
- 是否需要使用曲安奈德或台盼蓝等？

备选手术方案

对于难度较大的眼前节手术，抑或是常规手术，备选的手术方案都是绝对必要的。即便如此，我们的首选和备选手术方案都有失败的可能性，这时我们应该怎么做呢？是否需要提前准备另外的 IOL 或一些特殊的器械？如遇到这种情况，我们应对患者做好需行多次手术、随访次数增多以及随之而来的费用增加的告知。

手术步骤设置

手术切口的制作需要在术前备受关注。我们应在术前访视患者，知晓其眼部及眶部的情况，并在手术中选择最佳位置的切口，必要时可增加辅助切口。在特别复杂的病例中，可能需要在眼睛上方悬置具有预期手持部位的手术器械，以便做出最为理想的切口。

记住患者的抱怨和手术计划的优先顺序，并按照逻辑顺序处理问题。就像基本的眼内手术一样，每一步都可能对后续步骤产生显著影响，所以要花适当的时间对病例的每一个方面进行优化处理。

术后眼压的处理也是手术成功的关键。如果怀疑有大量黏弹剂残留在眼内，应根据患者的耐受性考虑口服碳酸酐酶抑制剂。对于耐受性差的患者，可考虑采用眼内注射或 Tenon 囊下注射麻醉药物进行治疗。

（华夏　译　王静　校）

第2章　人体工程学、手位放置和手术器械握持

引言

作为眼科手术医生，我们已经学会了如何在显微镜高倍放大的世界中工作。我们能够专注于微观结构，并在极其有限的空间进行操作。这使得我们很容易忘记显微镜视野之外的事情。

舒适的人体工程学姿势既能够减轻术者颈部与背部的损伤，也能够通过增加操作精准度与手部稳定性来提升手术成功率。本章聚焦手术医生本身，在复杂手术开始之前，跳出显微镜的视野来关注一下术者自身的状态。

我们的手术方式决定了我们需要长期坐位进行工作，而久坐会给我们带来一系列的健康风险，尤其是不正确的坐姿。第一个建议是准备一把舒适的座椅，有时即使座椅舒适，也会因坐姿不正确而导致颈部与背部的损伤。此外，不正确的坐姿也会增加我们完成一些常规手术操作的困难。

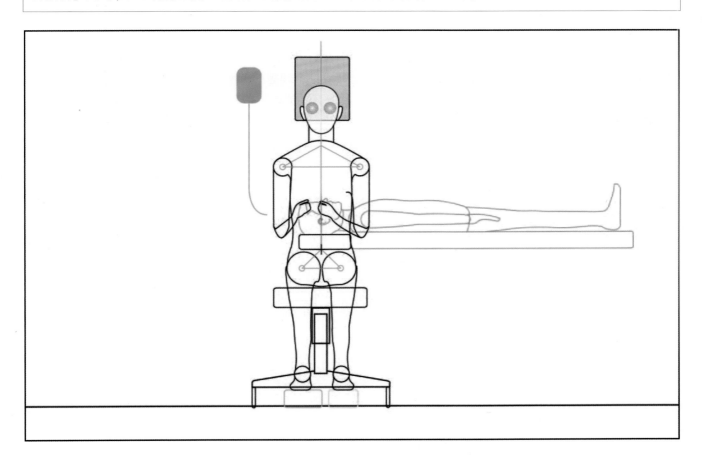

　　判断我们身姿的一个好方法:我们从后面观察术者,沿着双肩及臀部画两条互相平行的水平线,再沿脊柱纵向画一条竖直线,纵向线与两条平行线相交所成角度约为90°,说明我们身姿呈直线。若这一角度发生偏倚,则意味着我们的肩部倾斜或者臀位不正,抑或是脊柱未处于正直位置。

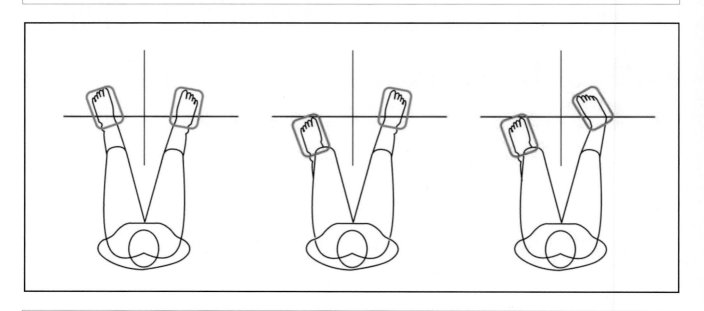

　　脚踏的放置位置也是非常重要的人体工程学。两个脚踏板都笔直向前并且相互紧挨,这是不符合人体工程学的,因为这样会使大腿并拢,容易造成骨盆向一侧倾斜(想象一个宽基底的三角形和一个在顶点上保持平衡的三角形)。此外,脚踏内旋(脚趾向内)也不正确。一个理想的姿势是有一个轻微外八字的"鸭式站姿"。两个脚踏板的高度对齐也同样重要,这会使两个膝盖有相似的屈曲度。一个膝盖的伸展超过另一个可能会导致骨盆旋转和腰椎损伤。

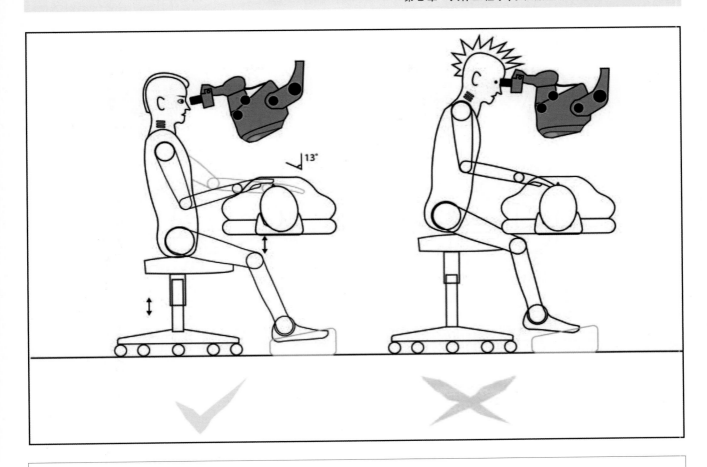

左图展示了各个细节的正确坐姿。

右图是错误的坐姿。

右图的坐姿可以通过两个简单的细节调整大大改善：降低座椅高度和显微镜向术者倾斜 13°。

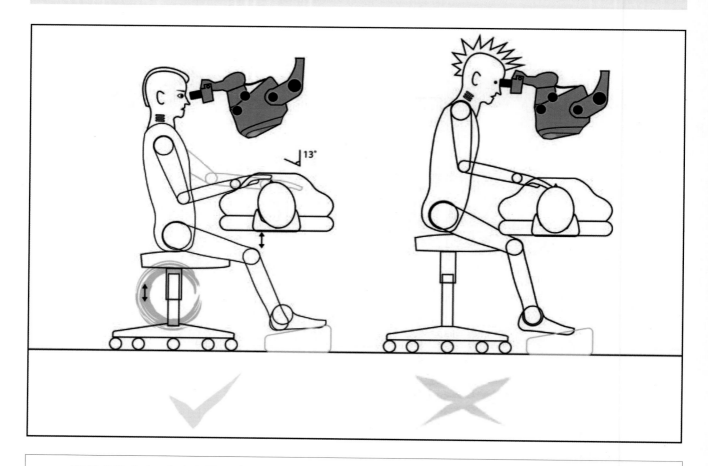

　　1.降低座椅高度。术者座椅的高度应该使其脚跟能够接触地面,膝盖弯曲 30°左右,这样才可以确保稳定的坐姿,而不会从较高的椅子上摔倒。

　　2.调整手术床的高度,当手臂自然地垂向身体一侧时,肘部略低于患者眼睛的水平为佳(PEL)。如果肘部在 PEL 下方,你的手可以舒适地放置在患者眼睛的同一水平面,而不会压在眼睛上。当调整床高时,一个简单的公式可用于计算在超声乳化手术中,灌注液瓶高与眼压换算数值:瓶高改变 15cm=眼压变化 11mmHg(1mmHg≈0.133kPa)。

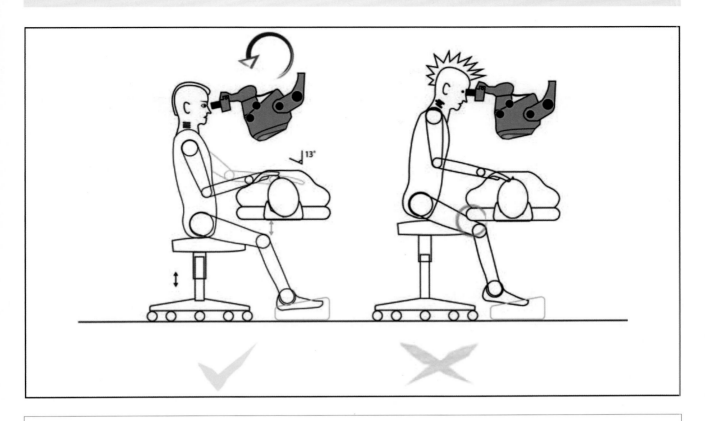

3.如果你的座椅较低,你的膝盖在患者头部下方会有更多的移动空间。

4.较低的座椅高度也使术者脚的摆放位置更加自然,能够更好地操控超声乳化仪器和显微镜踏板。坐得太高会迫使你把重心放在脚尖上,从而降低对踏板的精确控制力。

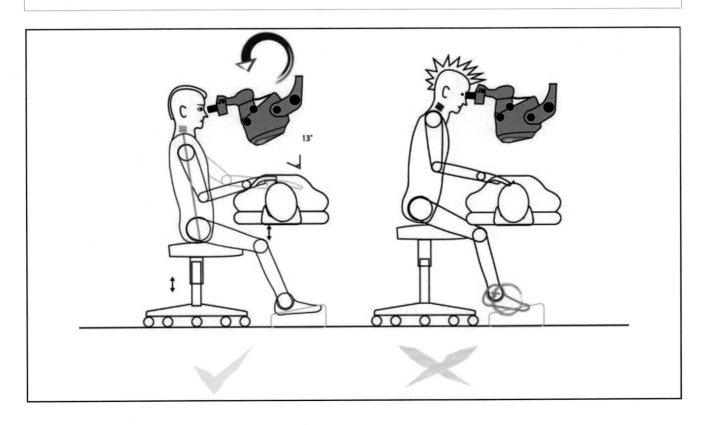

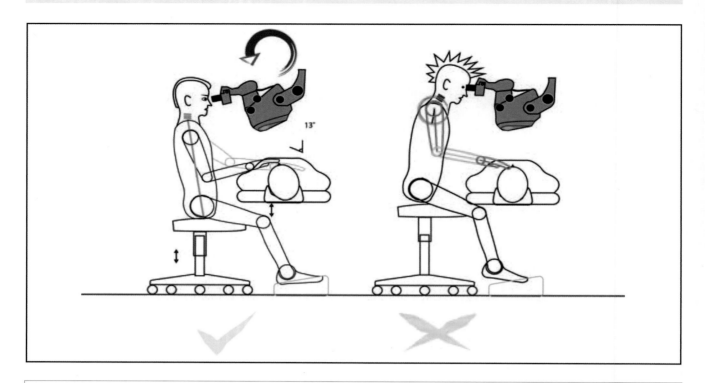

5.放松肩膀。这可以让肘部保持正常的位置以及减少手部的震颤。当肌肉过于疲劳时，你的臂部和手部都可能会发生抖动。

6.把显微镜向你的方向倾斜大约13°，这使得目镜更靠近你，让你坐得更直，而不会向患者所在方向倾斜。这样做有很多好处：颈椎更好的"堆叠"（可减少颈部疼痛和椎间盘突出的风险）；更容易保持脊柱的直立，而不必弯腰就能接触到患者；当你的身体远离而非挤在患者头部的位置时，你会有更多的活动空间，而当手可以自由上下移动而非过度弯曲导致手部挤压患者眼睛时，我们对患者眼睛的把控能力也会更强。

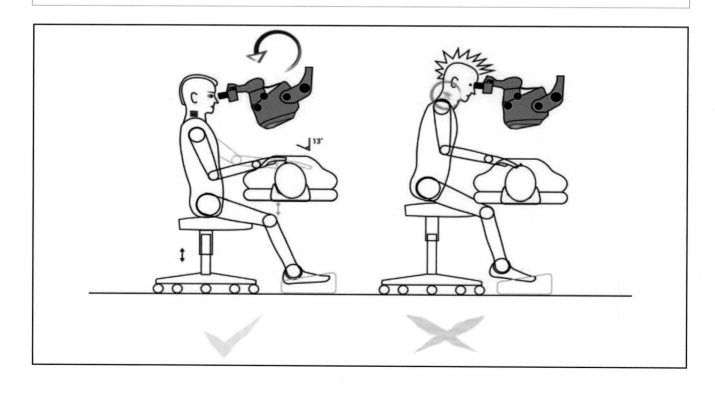

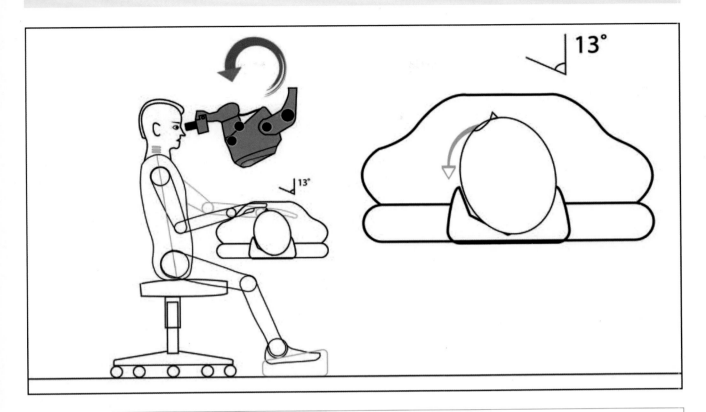

　　7.将患者的头稍微转向你 13°左右,这样使平衡盐溶液更容易流出眼眶,减少积存,从而提高术野的可视性。

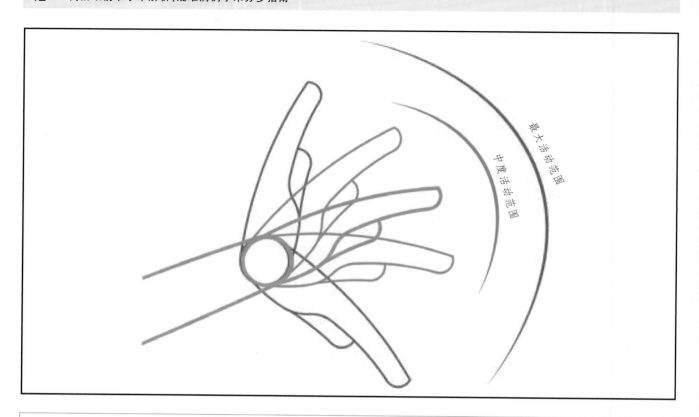

最大活动范围

中度活动范围

活动范围(ROM)是指某一关节的全部运动潜力，常指其从屈曲到伸展的最大范围，也是关节健康度的指标之一。限制 ROM 的因素包括：①肌肉以及相关软组织紧绷导致柔韧性差；②关节病。

ROM 对我们来说极为重要，决定了眼内操作手术器械的移动范围，以及灵敏度和精度。每一个关节都同时具有本体感受器和机械刺激感受器，前者可以让我们感知到该关节的空间定位，而后者可以让我们拥有运动的敏感度、阻力和压力。这两种感受器的灵敏度决定了该关节的灵活程度，而其灵敏度又在 ROM 的中度活动范围(mid-ROM)内最高。当关节处于 mid-ROM 范围内，运动也更为顺滑、易操控。相反，在 ROM 处于极限位置时(如过伸和过屈状态)，会导致关节运动的稳定性降低，且容易发生震颤。对于眼科手术医生而言，四肢与手部的位置决定了其关节的灵敏度，从而影响眼内操作的精准度，因此，我们应将主要关节(特别是腕关节)时刻保持在 mid-ROM 范围内。

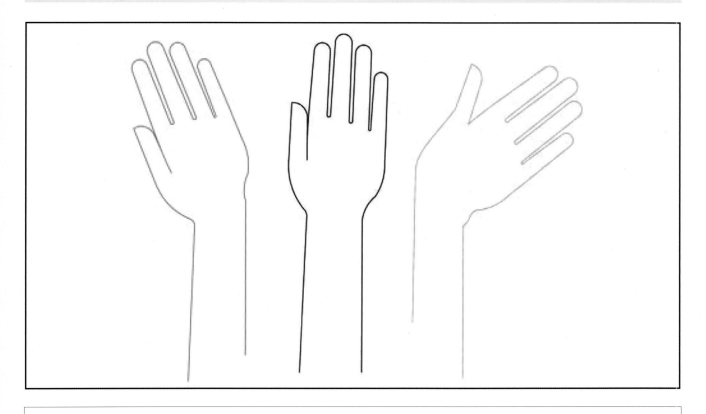

上述的手腕动作包括：桡侧偏（左）、尺侧偏（右）、屈曲和伸展。

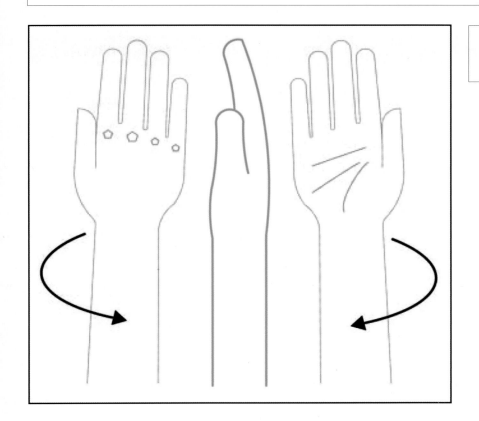

内翻（左）。
外旋（右）。

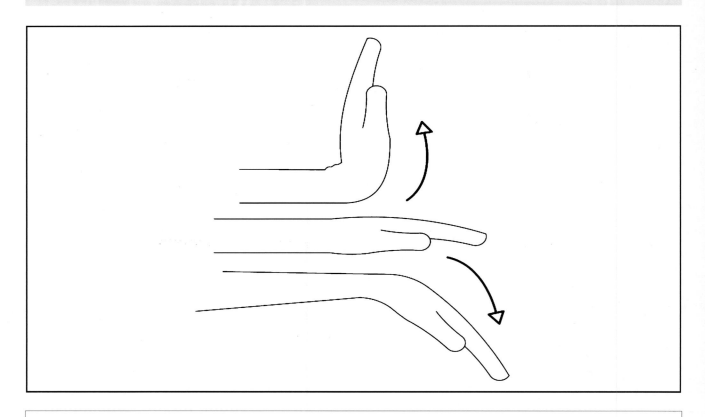

腕关节伸展(上)、中立位(中)和腕关节屈曲(下)。

握持

　　握持器械的姿势也很重要。不同的握持方法可使腕部拥有不同的运动方式,使得某一方向上的运动范围增大(如尺侧偏),同时也使相反方向上的运动范围受限。手术器械握持的方法需要使器械能够在眼内易于运动、平稳和顺滑,并阻止不必要的动作产生。

　　我们列举了 5 种常用的器械握持方式。我们鼓励读者去熟练掌握这 5 种握持方式,体会不同姿势的优点与缺点,并加以灵活运用。每个人乃至每个关节都存在差异,我们不能一概而论,规定哪些操作必须用某种握持方法,术者应该在术前仔细思考,根据操作的目的、切口的位置和切口的特征来决定运用哪种握持方式。

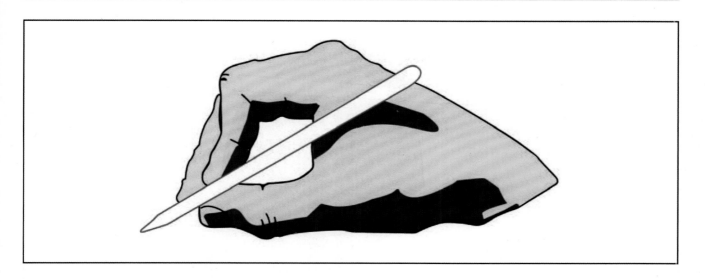

执笔式握持

　　本方法为多数术者最为熟悉并感到舒适的握持方式。由于各手指关节的弯曲程度适中,故而可以有一个很好的灵敏度和操控度。该握法利于器械尖端指向后方的一系列操作。另一个需要考虑的问题是,当从颞侧切口进入时(手术医生 6 点钟的视角),这种握持方式可能会感觉不自然,因为该位置会迫使手腕进入过度屈曲的状态。

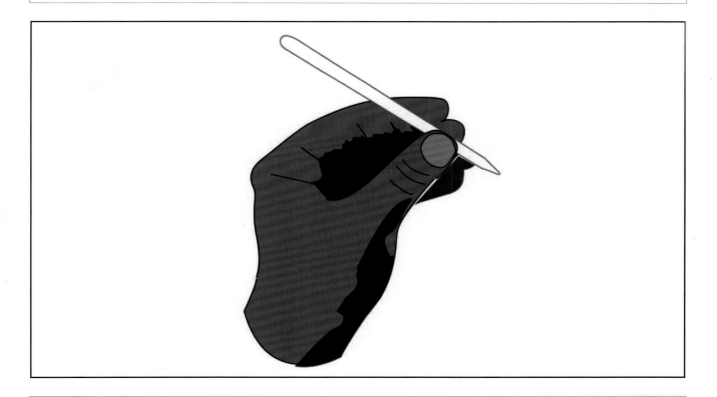

掷镖式握持

　　在某种程度上,这种方法可以看作是执笔式和低手握持方法的结合。该握持方式较为轻柔,可以通过拇指与其余手指间的捻动来旋转器械。

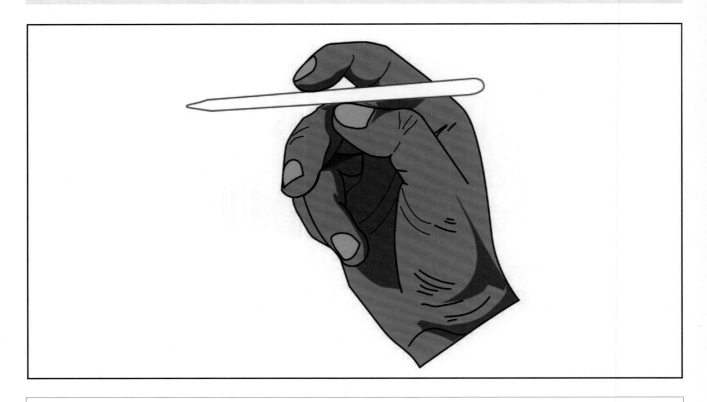

持烟式握持

这种握持方式可以使手腕放低,将手术器械处于患者眼球平面,尤其是可以较为舒适地将手术器械保持与虹膜平面相平行。

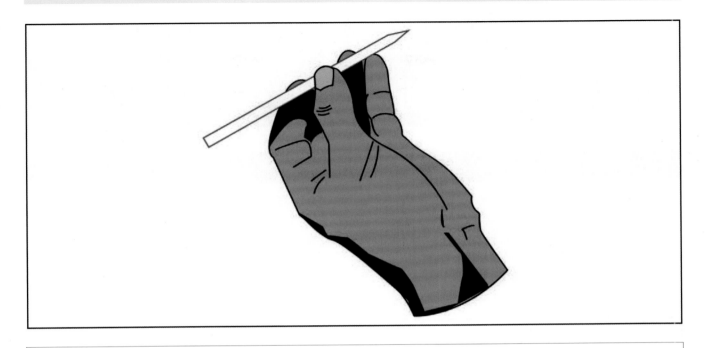

低手式握持

低手式握持以手掌完全外旋姿势握持器械,手腕尺侧偏运动范围更大、更为灵活。术者指关节可以放在患者的前额或颧骨上,便于进行精确的、可控的运动。

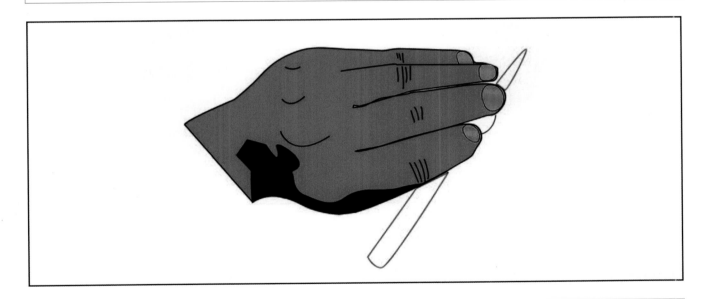

上手式握持

上手式握持这种方法是完全以内旋姿态握持器械的。这种握持方法的关键是使用整个手臂,把肘部从躯干上拉开(类似打开的鸡翅)。小指可以支撑于患者头部。当需要做平行于虹膜平面的操作,且器械始终保持在眼内时(如将针插入套管内),这种握持方法操作极为方便。

(华夏 译 王静 校)

第**3**章　切口制作

引言

　　切口通常是眼科手术的第一步,也是各类器械进入眼内操作的通道,由此我们对眼内精细的结构进行手术操作。故切口制作的重要性不言而喻。

　　手术切口的构型、位置和方向会给进一步的眼内操作带来便利或阻碍。术者应在深思熟虑后小心谨慎地制作切口。

　　以下是关于切口的一些关键概念。

1.位置

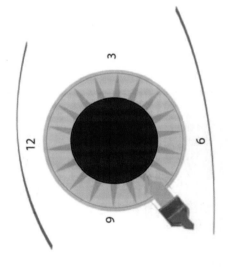

2.切口的方向

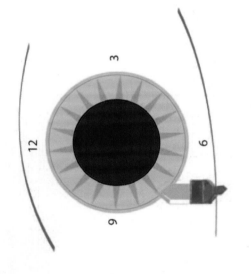

　　1.切口的钟点位置。用钟点来描述切口的位置也许是最直接的方法。位置选择的正确是高质量切口的基础,可以有助于手术医生进行眼内的顺畅操作,避免触碰到眼内其他结构,也有利于多个器械的相互配合。当选择位置时,我们需要考虑患者的眼眶条件和器械的尺寸,为后续操作提供最佳的舒适度和器械在眼内最大的活动度。

　　2.切口的方向。同一位置可以制作多种不同方向的切口,如放射状切口(指向视轴),或者切线性切口(平行于角膜缘)。切口的方向对处理眼内周边组织有着极大的影响,如虹膜的缝合。理论上,器械在进出眼内时应该顺应切口的方向,过度牵拉切口不仅会导致切口处产生形变,造成角膜褶皱影响术野的可视度,还会导致前房内黏弹剂流出,使前房变浅。

3.切口的起始位置

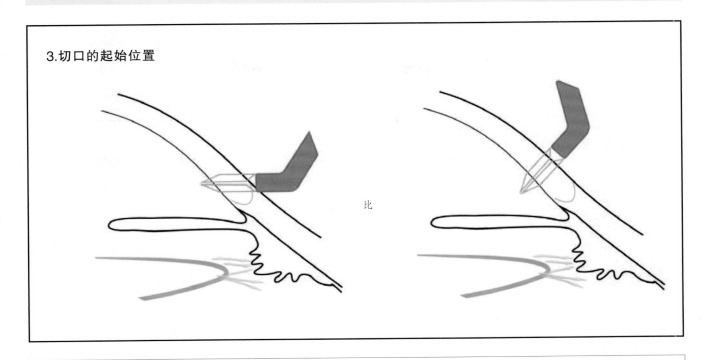

比

3.切口的起始位置。这一概念是指切口前方或后方起始的轨迹。与切口的方向相似,切口的起始位置应与器械更容易进入眼部组织的轨迹相一致。切口的起始位置服务于需要操作的组织部位,以便于器械能更好地到达该处进行操作。通常来说,切口靠近角膜缘位置,其轨迹更平行于虹膜平面;越靠近透明角膜,则轨迹更倾向于指向后方(垂直于虹膜平面)。

4.切口的长度

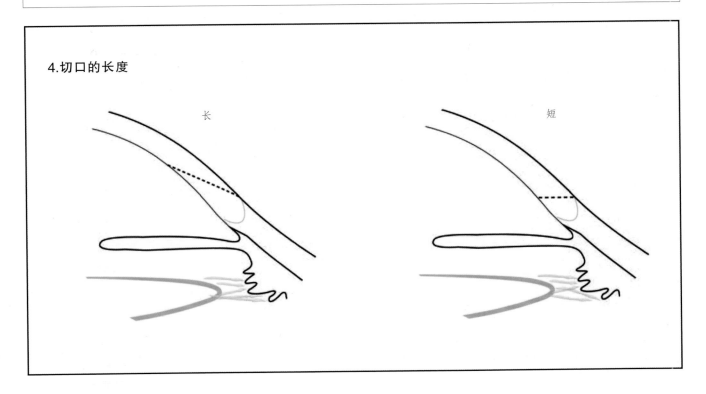

长　　　　短

4. 切口的长度。其越垂直于角膜平面的切口，其长度越短。切口越短，其密闭性越差，而过长的切口则增加了手术器械进出的难度。通常来说，侧切口(<1mm)"隧道"可以做的短一点，而较宽切口的"隧道"应长一些，甚至制作为三平面切口。

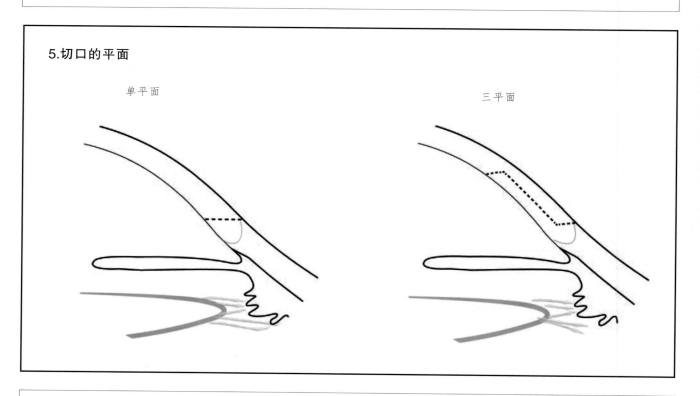

5.切口的平面

单平面   三平面

5.切口的平面。其是指切口构造中所具有的平面数(或切口制作过程中轨迹的改变)。单平面的切口密闭性较差，但易于手术器械的进出，这种结构往往应用于较窄切口制作中。三层面的切口密闭性好，但相应的会导致器械进出困难。对于宽度>2mm的切口，则需要制作为双平或三平平面的结构，以获得良好的密闭性。

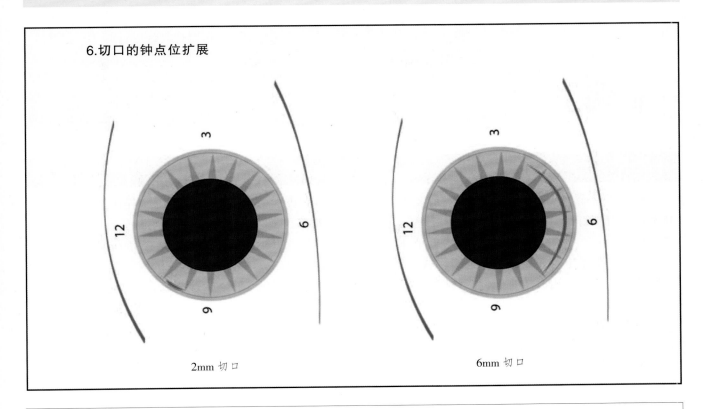

6.切口的钟点位扩展

2mm 切口　　　　　　　　　　　6mm 切口

6.切口的钟点位扩展(切口的宽度)。这一概念是指切口的宽度覆盖了几个钟点位。切口的宽度主要取决于进入眼内器械或设备的尺寸。一般来说,<3mm 的切口可以仅通过水密切口来达到良好的密闭性(合适的切口构造),而>3mm 的切口需要进行缝合。切口越宽,则术源性散光越大(这一点具有其双面性,若加以正确的利用也不失为一种优势)。

(华夏 译　王静 校)

第4章 小瞳孔撕囊术

引言

对于术者而言,小瞳孔白内障手术是极具挑战性的,但目前有多种手术方式可以处理此类问题。

虽然造成术中小瞳孔的原因很多,但处理小瞳孔的方法却有相似之处。虹膜后粘连时撕囊的关键是在撕囊前将虹膜与前囊分离。

本章我们将讨论在无瞳孔扩张器辅助的情况下,如何分离虹膜后粘连并且完成撕囊。

要点

- 轻柔钝性分离虹膜后粘连,避免损伤晶状体前囊。
- 若存在 360° 全周虹膜后粘连,可先行虹膜周边切除术,通过虹膜周切口注入内聚型黏弹剂(OVD),以便分离虹膜与前囊。
- 可视情况做多个前房穿刺口。
- 完成粘连分离后,可以选择使用虹膜扩张器(钩或环)辅助扩大瞳孔,也可以采用虹膜下撕囊技术。
- 增大显微镜倍率,调整亮度,避免损伤前囊。
- 虽然不常见,但是在虹膜与前囊粘连处偶尔会发生囊膜撕裂。

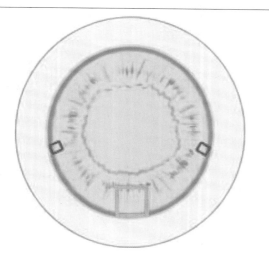

- 标准主侧切口超声乳化手术。

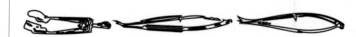

- Kuglen 虹膜钩。
- 含 27-G 钝针头的内聚型黏弹剂。

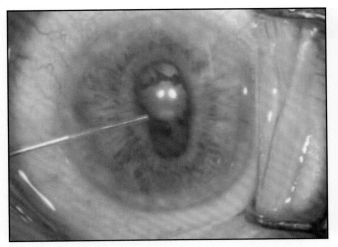
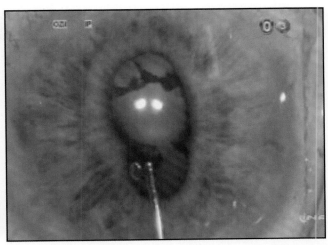

在无虹膜粘连处注入内聚型黏弹剂,钝性分离虹膜与前囊,然后应用 Kuglen 虹膜钩向上和向外周提拉瞳孔边缘,此过程中尽量避免伤及前囊。确保完成全周虹膜粘连分离。为了避免虹膜损伤和术后炎症,我们推荐单器械法轻柔操作,帮助完成瞳孔扩张,而非双手法用力扩张。应小心剥除或切开瞳孔缘机化膜。在机化膜未完全去除的情况下,使用虹膜钩可致虹膜放射状撕裂。

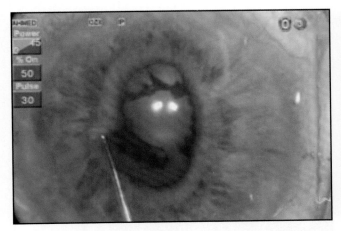
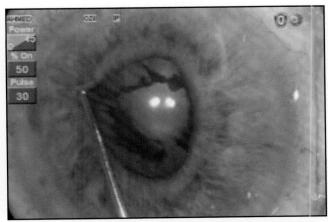

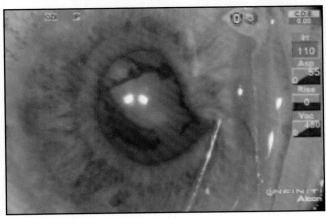
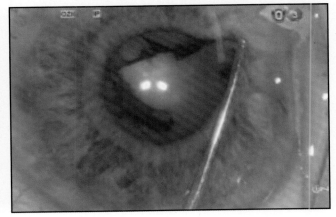

通常情况下,单个切口即可实现近 360°分离,当分离有困难时也可以制作多个穿刺口辅助操作,完成后粘连的完全分离。

虹膜下撕囊技术

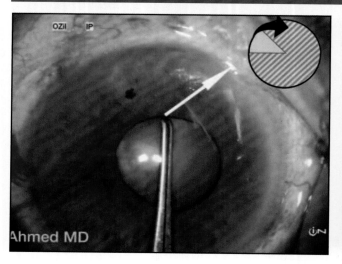 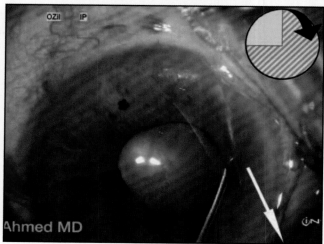

　　虹膜下撕囊技术是一种类似盲撕的方式,实际操作起来并不难。囊膜反折处的角度可以提示撕囊边缘的走行方向。术者可将撕囊镊置于虹膜下面进行操作(右上图)。注意囊膜反折与前囊边缘是相互垂直的,这也提示了前囊是呈环形走行的。想想时钟的指针,总是径向指向钟点位置,而囊膜反折也是这样的。白色箭头提示撕囊镊的走行方向,黑色箭头提示囊膜裂口的矢量方向。每张图右上角的圆形图给出了撕囊边缘的位置。

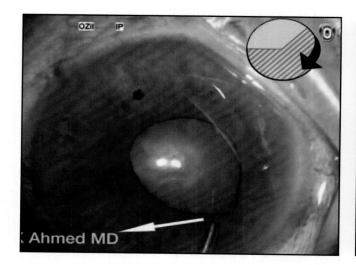 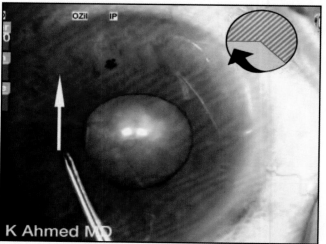

(王静 译 华夏 校)

第 5 章　弹性虹膜拉钩的植入与取出

引言

　　虹膜拉钩可用于处理小瞳孔病例或增加后房周边术野。

　　在后续章节的复杂病例中,当悬韧带松弛时,虹膜拉钩可用于维持囊口稳定,也可用于术中辅助囊袋张力装置的安全。

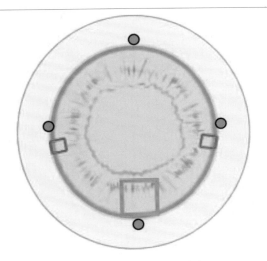

- 标准主侧切口超声乳化手术。
- 4~5 个钟点位,<1mm 自闭角膜缘穿刺口。

要点

- 使用双手法植入虹膜钩,且需要双手操作的自由切换。
- 将全部虹膜钩置入前房,钩住虹膜瞳孔缘,然后再拉紧拉钩。
- 应尽量轻柔、对称的放置拉钩,并待所有拉钩放置完成后,再进行松紧调节。
- 制作角膜缘后切口,而非透明角膜切口!
- 虹膜钩可以通过小的穿刺口进行良好固定,因此不要制作过大的穿刺口,以免造成术中渗漏。
- 穿刺口不应过于陡峭,不要平行虹膜平面,而应向后对准虹膜中部,这样可以避免瞳孔被过度拉向透明角膜。
- 避免虹膜钩的前端钩住或撕裂前囊。
- 虹膜钩可比作划艇上的船桨:若想让拉钩尖端钩住瞳孔缘,需要以切口为支点,提起外面的拉钩尾部。
- 当使用一次性虹膜钩时,可在虹膜固定良好、收紧拉钩后剪断拉钩外端,避免患者眼球转动时拉钩摩擦眼睑而引起疼痛和眼部不适。
- 小瞳孔病例,通常置入 4 个拉钩即可。而对于术中虹膜松弛综合征的病例,在切口下额外放置第五个拉钩可更利于手术操作。

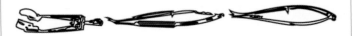

- 侧切口穿刺刀。
- Colibri 镊。
- 直或弯器打结镊。
- 虹膜拉钩。

首先要确定虹膜牵拉部位及虹膜钩的放置位置。若存在需要重点暴露的后房部位，则需要在相应部位放置虹膜钩。建议制作角膜缘后方穿刺口，便于将虹膜平行于虹膜平面方向牵引而不是朝向角膜方向。穿刺口朝向瞳孔边缘，便于虹膜钩牵拉扩大瞳孔。穿刺口不必过宽，1mm 以内即可。

经位于角膜缘后方的穿刺口，植入的虹膜钩路径更易于平行虹膜平面，对抗虹膜回缩。而靠近角膜缘前面的穿刺口，倾斜于虹膜平面，更利于支撑囊袋。

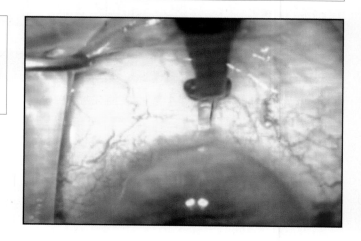

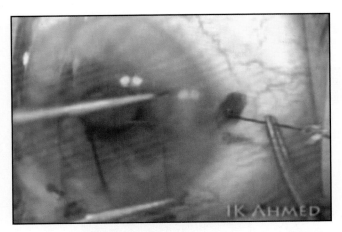

- 为使虹膜钩更容易进入，用打结镊夹住虹膜钩末端，将虹膜钩送入前房。
- 虹膜钩应朝向瞳孔缘，想象像船桨一样操作拉钩。
- 用打结镊固定虹膜钩末端，缓慢调节移动固定环。在置入所有虹膜钩之前，不要过度牵拉虹膜。
- 依次置入全部虹膜钩。
- 随后统一调整拉钩位置与瞳孔大小。

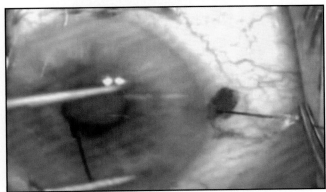

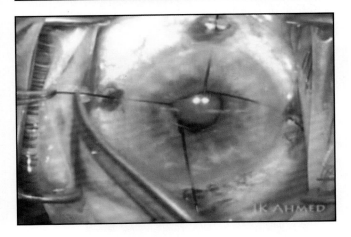

通过固定环旋转虹膜钩,调整到拉钩前端能钩住瞳孔缘的位置,便于手术操作。

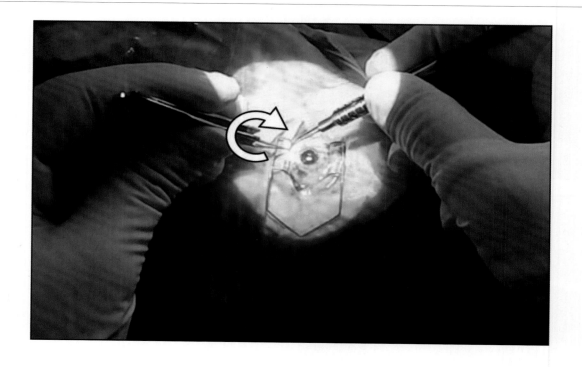

钩住瞳孔缘后,通过调整固定环的位置而调整瞳孔缘所受牵拉力及瞳孔扩大程度。

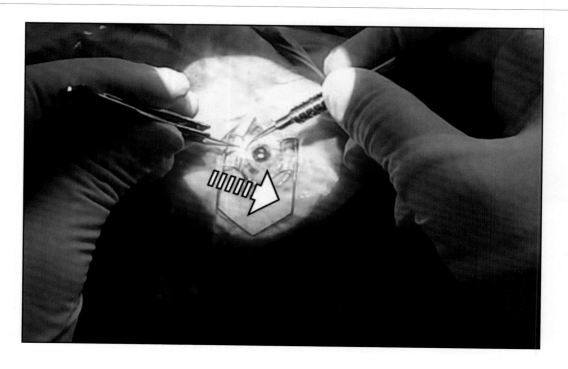

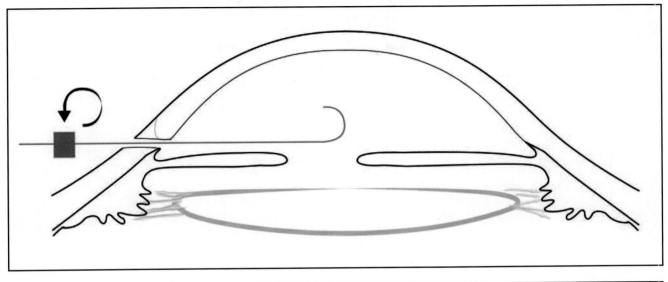

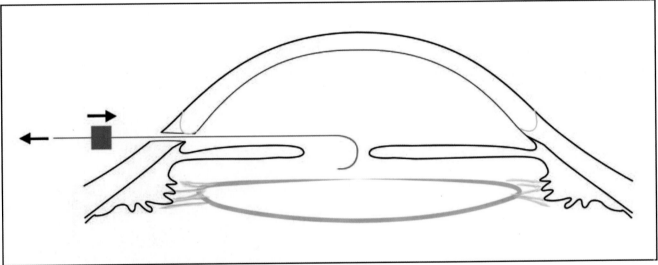

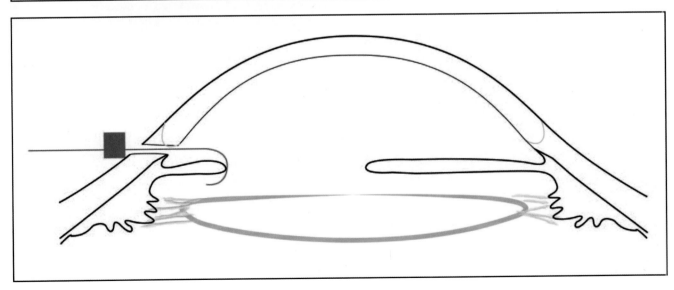

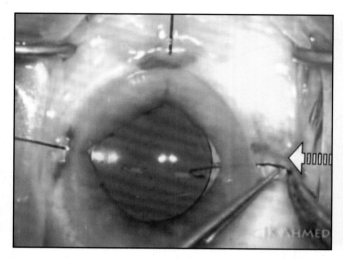 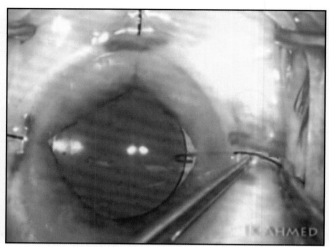

当取出虹膜钩时,一只手用镊子夹住固定环;另一只手将拉钩向眼内推,抬起拉钩并拉出。

解释一下取出过程,保持拉钩平行于虹膜平面,旋转45°,避免拉钩钩住切口。取出操作要顺应拉钩的形状。

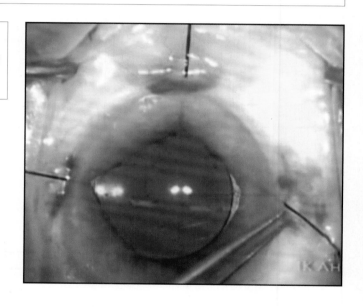

（王静　译　华夏　校）

第 6 章 Malyugin 环瞳孔扩张器的植入与取出

引言

Malyugin 环是一种便捷的瞳孔扩张环,适用于各种小瞳孔和术中虹膜松弛综合征的病例。该扩张环能够单手通过推注器而被顺利植入,再由同一推注器取出。

当使用 Malyugin 环扩大瞳孔时,由于其"菱形"的结构,通过颞侧角膜切口和穿刺口植入和取出更加方便。

要点

- Malyugin 环的植入与取出多由优势手完成,但额外手术器械的辅助应用能够让植入更便捷。
- 在鼻侧虹膜下方注入内聚型黏弹剂,便于嵌入前环。
- 虽然 Malyugin 环操作简单,但与推注器组合使用时,略显笨重。
- 注意扩张环的尺寸。避免角膜内皮损伤。对于浅前房的病例,可考虑使用其他适合的虹膜扩张器。
- 开始撕囊操作后,应避免植入 Malyugin 环,此时植入易导致囊膜撕裂。
- 在手术过程中,应避免不当的前囊口被嵌入扩张器内及可能造成的晶状体悬韧带损伤。

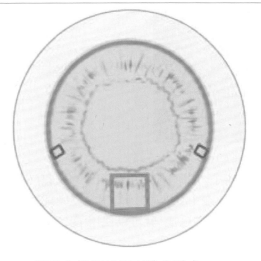

- 标准主侧切口超声乳化手术。

- 内聚型黏弹剂。
- Malyugin 环与推注器:Malyugin 环有 6.25mm 和 7.00mm 两种型号,可以根据术前瞳孔直径进行选择(多数情况下应用 6.25mm)。
- 小领扣虹膜钩或 Kuglen 虹膜钩。

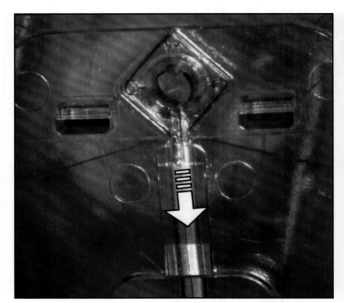 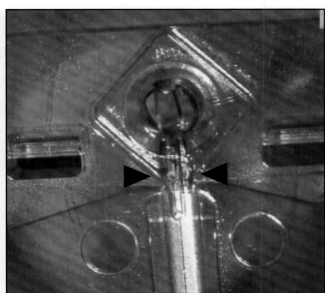

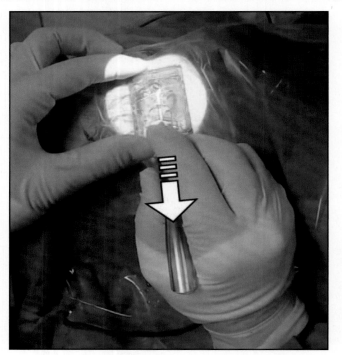

Malyugin 环最初被放置在装载仓中,使用时需先将其移入推注器中。此时,应缓慢拉回滑动按钮(白色箭头所示),确保推注器前端钩子与 Malyugin 环的线圈良好接合。应避免在中央两个线圈(黑色三角箭头所示)进入推注器套管时打结。当 Malyugin 环被整体移入推注器时,装载过程即完成,就可以使用了。

- 做颞侧透明角膜切口。
- 注入弥散型黏弹剂以保护角膜内皮。
- 在鼻侧瞳孔下缓慢注入少量黏弹剂,轻柔地抬起瞳孔边缘,注意不要溢出。
- 可用 0.12 口径显微镊或 Colibri 显微镊辅助打开主切口。

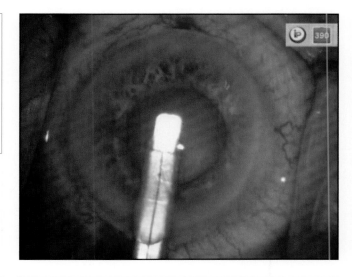

缓慢推动推注器按钮,使瞳孔扩张器的前端与推注器正前方的瞳孔缘虹膜相接触。

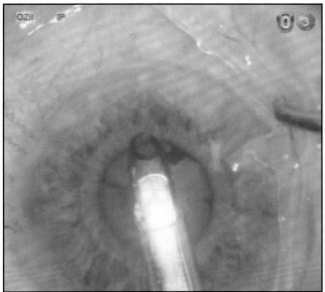

继续推动按钮,让 Malyugin 环缓慢展开,同时将推注器逐步撤回切口位置,这样可以防止瞳孔扩张环破坏房角结构或引起虹膜根部离断。

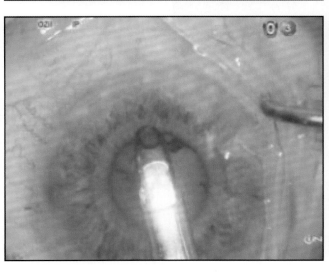

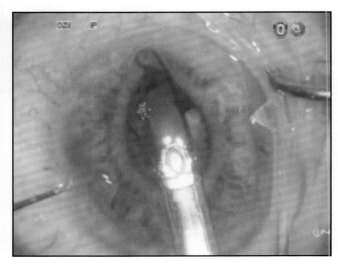

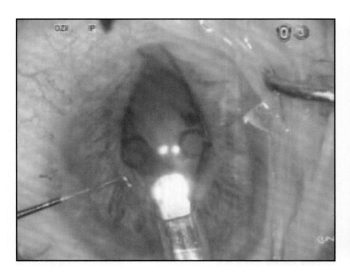
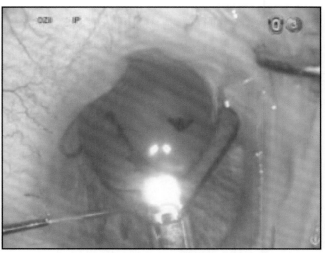

为了让上方及下方线圈更好地卡住瞳孔边缘，可以适当移动 Malyugin 环，也可以在穿刺口应用 Sinskey 调位钩调整两个线圈之间聚丙烯杆的位置，这会比调整线圈更易操作。继续在前房内推注，充分暴露末端线圈，通过 Sinskey 调位钩辅助将其固定到颞侧瞳孔缘。当退出推注器时，不要收回前端卡槽和按钮，避免将 Malyugin 环带出切口。

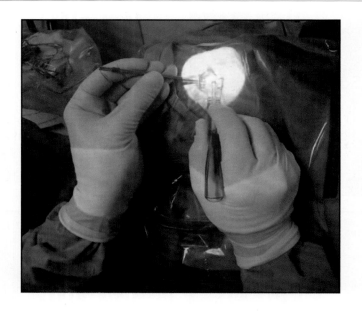

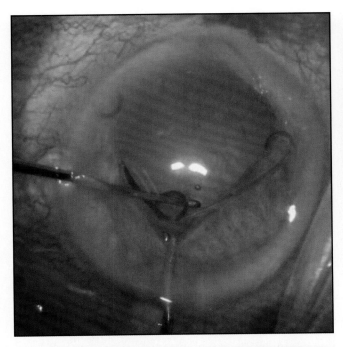

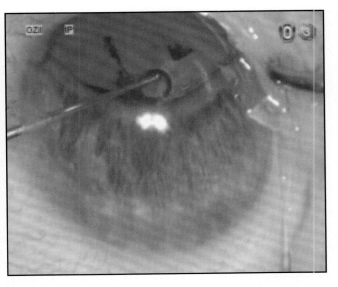

另一种卡住 Malyugin 环近端环圈的方法是使用 kuglen 虹膜钩将虹膜向周边拉开,而不要试图将近端的线圈向中心推,否则会造成整个扩张环移向鼻侧房角。然后,再应用 Sinskey 调位钩,将扩张环调至中央,此时即可开始进行撕囊。

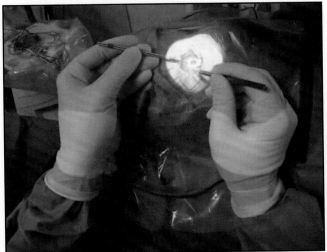

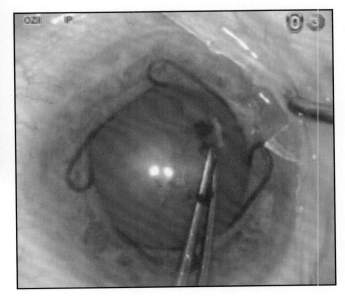

瞳孔扩张环的取出。保持前房黏弹剂充盈的状态。先应用 Sinskey 调位钩或 kuglen 虹膜钩松开远端环圈至虹膜前,然后放松近端线圈。将推注器面朝下置入前房(保持推注器前端卡槽远离角膜内皮),钩住近端线圈(颞侧),缓慢回拉滑动按钮,确保上方及下方线圈充分游离且不打结。必要时用辅助器械帮助扩张环的松开与取出。

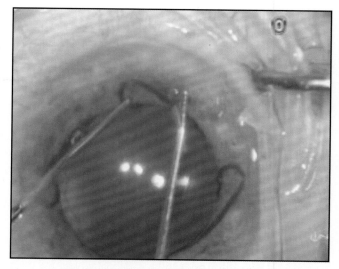

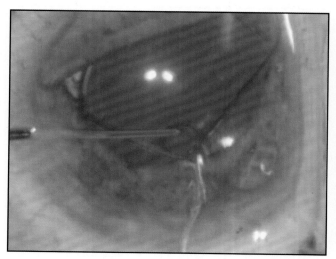

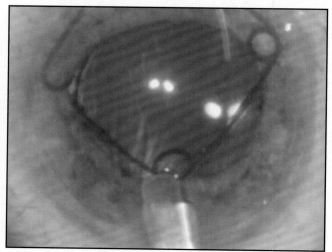

保证上方及下方线圈在推注器内的对位良好,更利于 Malyugin 环的回收与取出。翻转推注器,面朝上,可看清线圈位置,在 Sinskey 调位钩的辅助下将扩张环拉回推注器内。当扩张环整体回收至推注器套管内时,即可从眼内将其取出。有时,会遇到扩张环在推注器外口缠绕打结的情况,此时切勿强行取出 Malyugin 环,应将线圈调整至推注器套管内(左下图),即可取出。值得注意的是,当取出的 Malyugin 环扣住一个环圈后,不要暴力拉出扩张环,否则会导致扩张环扭曲并损伤眼内组织。

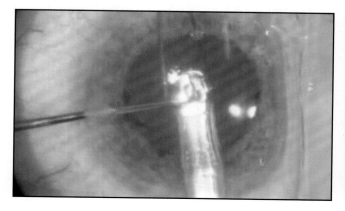

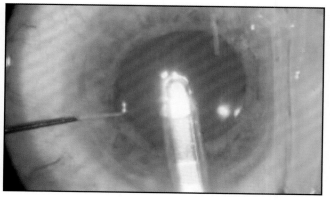

第7章

悬韧带异常情况下的撕囊操作

引言

完美地完成撕囊是成功实施超声乳化手术的关键。

然而,撕囊所需要的力量是通过与完整悬韧带组织进行对抗作用而实现的。悬韧带松弛会让撕囊操作的起始步骤与延续变得非常困难。

此外,由于这些病例可能需要使用一些复杂的设备(如囊袋拉钩、囊袋张力环和节段式囊袋张力环),因此连续环形撕囊术至关重要。

要点

• 成功撕囊依赖于反作用力,因此应清楚哪些区域的悬韧带张力正常,哪些区域的悬韧带张力差。

• 需要根据情况使用主用手和非主用手进行撕囊。

• 注意撕囊尺寸不要太大或太小。如果太小,核旋转就会变得困难,有可能进一步加重对悬韧带的压力。如果太大,可能没有足够的前囊膜可以提供用于囊袋拉钩或囊袋支撑装置。

• 在开始撕囊之前,将虹膜钩放入前房。

• 熟悉眼内显微器械(显微钳、显微剪、显微镊)。

• 使用 Kuglen T 形虹膜钩移开虹膜组织,以确定悬韧带异常的区域。

• 如果有术前影像资料,将非常有助于处理。

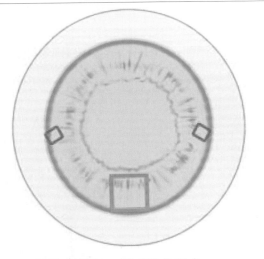

• 标准主侧切口超声乳化手术。

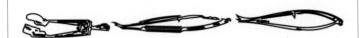

• 撕囊镊。
• 显微眼内器械,包括显微虹膜钳。
• 虹膜拉钩。
• Kuglen 虹膜钩。

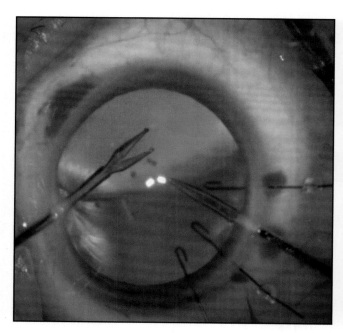 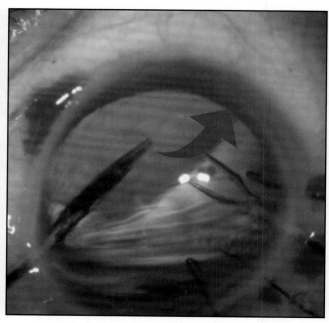

撕囊的开始步骤就像常规病例一样,通过在前囊中心部位进行穿刺破囊。采用快速、低幅度的撕囊动作。在悬韧带明显松弛的情况下,即使是锋利的撕囊镊也可能无法成功地刺破前囊膜,在这种情况下可能需要使用截囊针。

在严重的晶状体半脱位的情况下,使用显微虹膜钳可以将晶状体居中并协助开始撕囊。用显微虹膜钳抓住晶状体前囊中心,将其拉向正常的解剖位置。使用第二个显微虹膜钳抓取前囊膜并开始撕囊。如有需要,可交替使用双手,用一个显微虹膜钳抓住晶状体撕囊边缘来稳定晶状体,同时使用另一个显微虹膜钳进一步扩大撕囊。在这些步骤中理解对抗力的原则很重要——向局部有病变悬韧带的区域行进,以实现对侧悬韧带完整区域的撕囊。如果悬韧带病变是弥漫性的,你可能需要使用其他的方法制造对抗力。Kuglen 虹膜钩可用于提供撕囊边缘的对抗力。

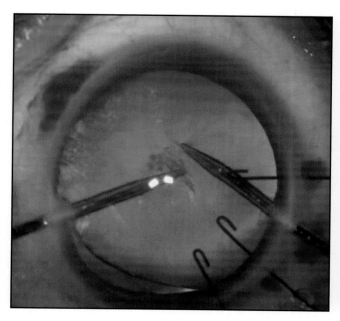 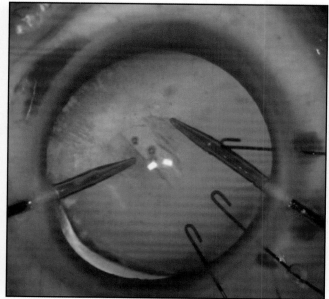

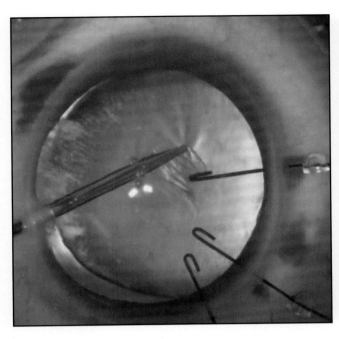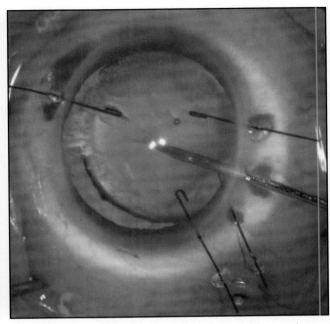

在随后的撕囊过程中,随时准备好要换手进行操作:

● 虹膜拉钩在这时起到双重作用:为撕囊的进行提供对抗力,并维持严重半脱位的晶状体居中及水平位置。

需要确定虹膜拉钩放置的位置:

● 钩子应放置在远离撕囊行进的方向,这样可以提供对抗力。

● 当撕囊沿着钟点方向不断前进时,你需要移除某些部位的虹膜钩,并在新的位置放置虹膜钩,这样可以随时提供对抗力。

● 当向虹膜拉钩的方向进行撕囊时,必须移除此处的虹膜钩。如果不这样做,可能会导致撕裂。

● 需要放置额外的虹膜钩,以便在继续进行环形撕囊时提供对抗力。

● 注意不要在虹膜钩上施加太大的拉力,因为这可能会导致放射状撕裂。

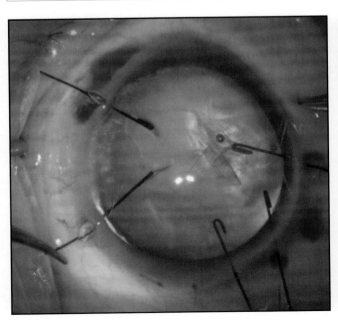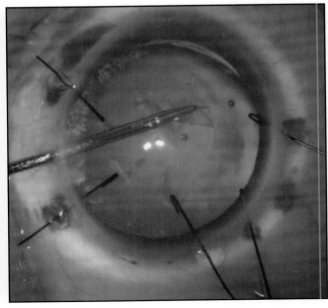

晶状体撕囊完成后，可以单独在虹膜拉钩的支撑下进行晶状体超声乳化，但人工晶状体固定需要使用额外的晶状体囊袋支撑装置。囊袋张力环、改良的囊袋张力环或节段性囊袋张力环的选择，取决于悬韧带病变的程度和术者的偏好。对于本章所示的病例，我们选择了两个节段性囊袋张力环和囊袋张力环。

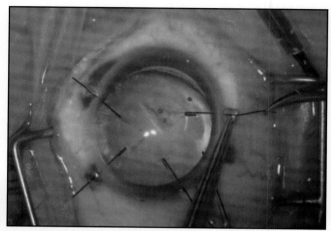

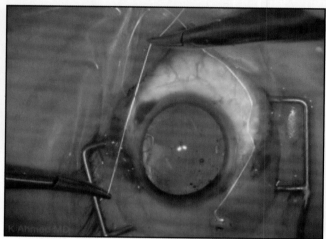

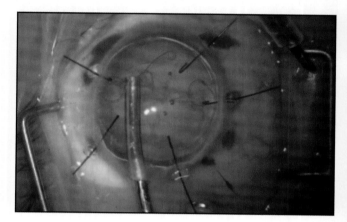

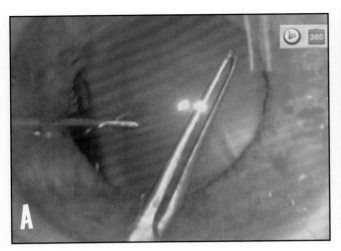 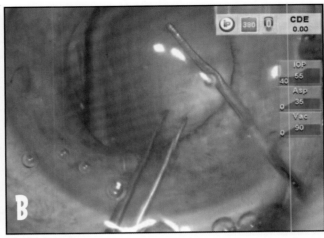

　　图 A 和图 B 来自一个并非严重的悬韧带病变的病例,Kuglen 虹膜钩足以提供对抗力,在没有虹膜拉钩或囊袋拉钩的支持下也可以完成整个撕囊。这也是一种可选择的方法。

　　值得注意,虹膜拉钩支撑囊袋所采用的穿刺口应该较牵拉虹膜所设置的穿刺口更加靠前。切口设置越靠前,虹膜拉钩的方向越向后,从而更容易扩大撕囊边缘。

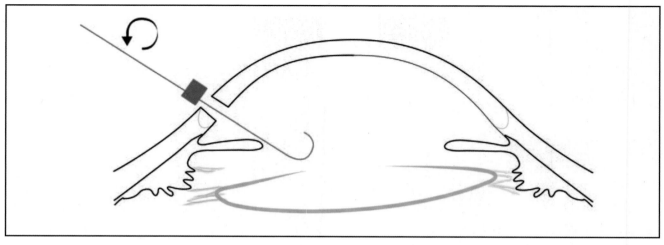

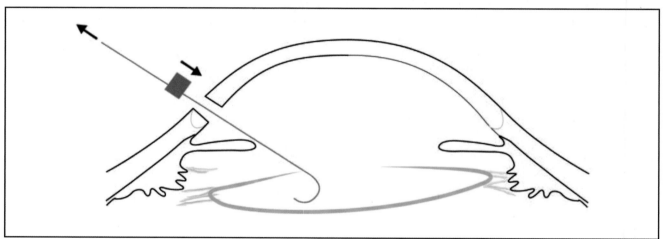

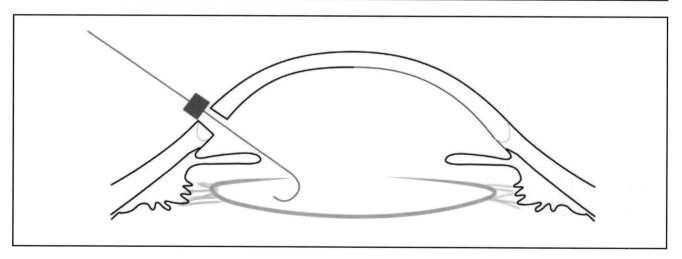

　　在手术过程中，可以使用虹膜拉钩来固定囊袋。操作的关键点是要在透明角膜上制作穿刺切口，这样会自然地将拉钩指向后方，而不是平行于虹膜平面。避免将拉钩收缩过紧，因为这可能会导致进一步的悬韧带损伤。同样可以置入囊袋拉钩，并且其具有拉钩端抛光和不易引起囊膜撕裂的优点。

（陈旭 译　谭吉林 校）

第**8**章 其他具有挑战性的撕囊病例

引言

　　膨胀性白内障有其自身的挑战。通常,这些白内障有相对较高的囊内压力,可能导致撕囊时发生迅速的放射性撕裂,就是可怕的"阿根廷国旗综合征"。此外,这类患者的前囊通常具有不规则的增厚或者纤维化区域,这使得连续性环形撕囊的操作变得复杂化。

要点

- 仔细的术前检查通常可以发现前囊纤维化或不规则的区域,还有晶状体内的积液裂隙,这提示囊袋内压力增高。
- 做好合并悬韧带病变,合并瞳孔病变,或其他挑战而需要进行手术处理的可能。
- 通常需要台盼蓝染色以观察前囊膜,并突显纤维化区或者囊袋不规则的区域。

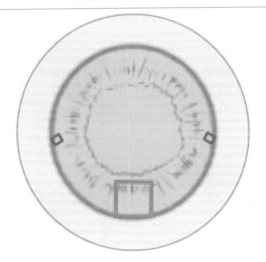

- 标准主侧切口超声乳化手术。

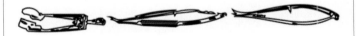

- 台盼蓝囊膜染色。
- 装有平衡盐溶液的注射器和 25-G 针头。
- Utrata 撕囊镊。
- 显微眼内剪。
- 显微虹膜镊。
- 高黏滞度的眼用黏弹剂,如 Healon5(透明质酸)。

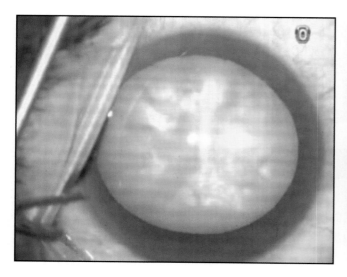
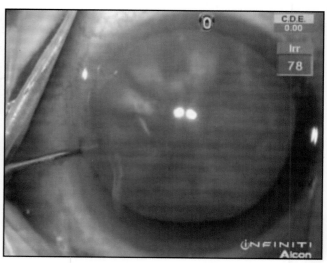

注入台盼蓝前囊膜染色。虽然这可以通过简单地用染色剂填充前房来完成,但如果伴有悬韧带缺损,可能会有一部分染色剂会经缺损区域进入晶状体后方。因此,最好使用 27-G 针头在黏弹剂下方对囊膜进行点状"涂"色。建议使用高黏滞度的眼用黏弹剂压平囊膜。

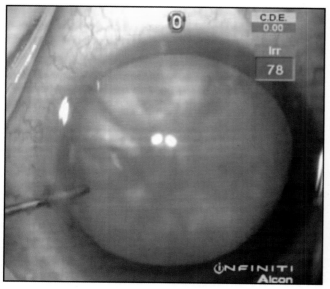
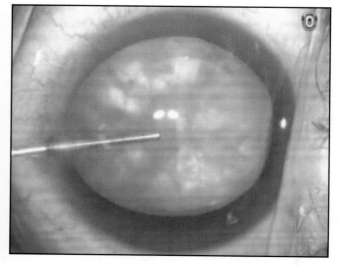

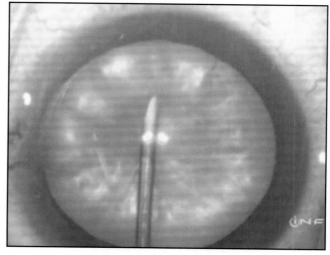

确认前囊膜纤维化区域。如果可以避免的话,不要在这个部位开始撕囊。

为了晶状体减压和降低囊袋内压力,将带有平衡盐注射液的 25-G 针头经主切口置入前房,并在囊袋中心切开前囊膜。轻轻吸取液化的晶状体皮质,同时应注意避免针头的横向移动,因为这可能导致囊膜撕裂。

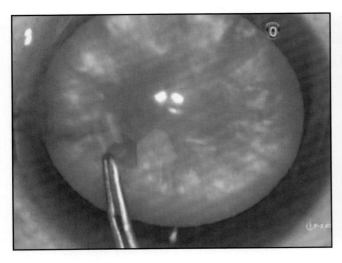
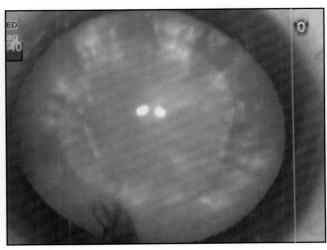

按常规的撕囊手法进行操作。避开囊膜纤维化区域,制订撕囊轨迹以避开这些区域。

如有需要,可以使用显微眼内剪重新制作撕囊开口以避开纤维化区域。一旦仅残留囊膜纤维化区域,可以用显微虹膜镊抓住纤维化区域,并使用显微剪剪断纤维化囊膜。注意在剪除时需要跟随周围撕囊轮廓,以确保撕囊的连续性。

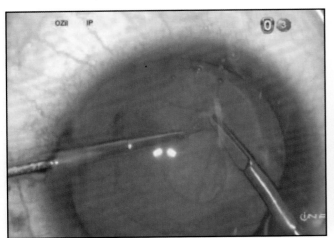
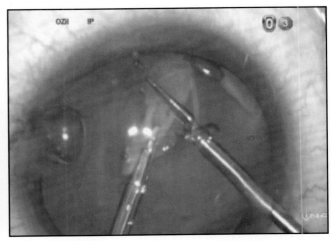

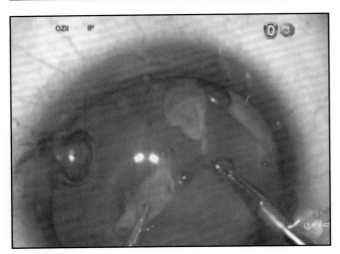

剪开的撕囊区域比较薄弱,容易发生放射状裂开,因此必须注意不能在这些钟点位内进行牵拉(如使用囊袋拉钩)。

如何挽救前囊膜撕裂

　　每隔一段时间,总会遇到囊膜撕裂。在具有完整的悬韧带的情况下,前囊撕囊总是有放射状裂开的趋势。及时识别和处理晶状体前囊膜撕裂,是决定本次手术是常规白内障摘除手术还是灾难的重点。

- 预防措施是关键! 当撕囊开始变得不受控制时应意识到,要积极主动进行干预。
- 在三维空间中考虑你的撕囊矢量力,以理解为什么会发生囊膜撕裂。
- 在二维空间中考虑你的撕囊矢量力,以从周边重新定向撕囊方向。

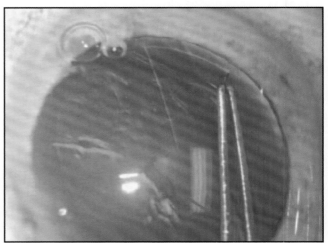

　　在出现前囊膜撕裂的最早迹象时,从传统的剪切技术过渡到拉伸技术。

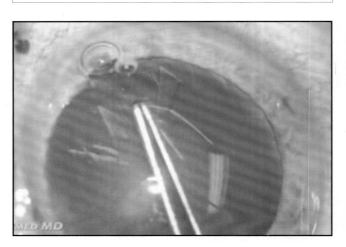

　　完全展平撕裂的前囊膜。

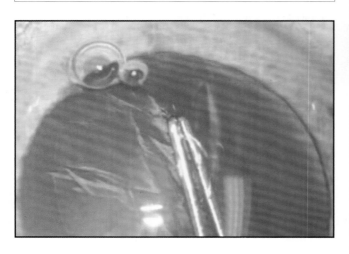

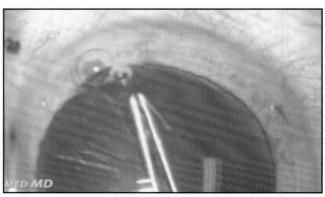

　　抓住展开的前囊膜撕裂边缘,距离其撕开位点约 1mm。

- 按所需的撕囊方向的 90° 进行囊膜牵拉撕开。
- 一旦撕囊边缘向中心移动,重新折叠囊膜并返回剪切技术。
- 利用内聚型黏弹剂压平前囊膜,把前囊膜隆起的穹隆形态压缩到最小化,有助于减少撕囊时囊膜放射样裂开。

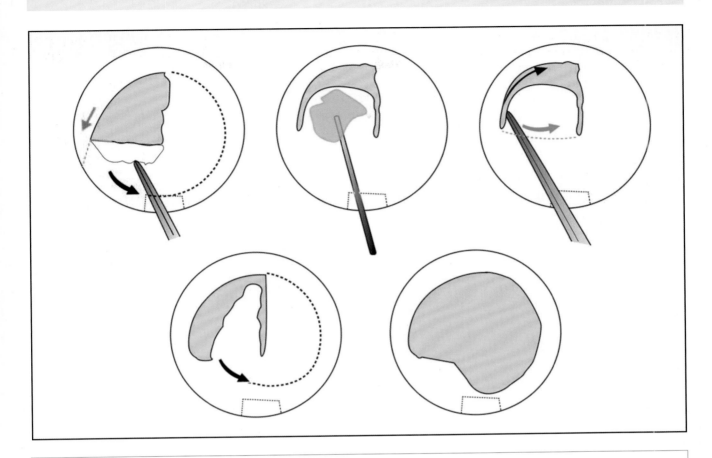

Little 技术详解（上图）：

　　如果手术医生继续按黑色箭头方向进行牵引撕囊，红色箭头所表示的就是前囊膜将会撕裂的方向。

　　为了纠正撕裂的方向，将裂口处囊瓣重新折叠到晶状体上，并在囊瓣上注入少量内聚型黏弹剂。注意不要注入到囊膜瓣下，因为这可能囊膜撕裂。

　　为了纠正撕裂的方向，牵拉的方向必须与最初引起撕裂的方向完全相反（黑色箭头所示）。这将导致撕囊的方向向晶状体中心裂开（绿色箭头所示）。想象一下按已经创建的撕囊轮廓"折回"（黑色箭头所示）。

　　上图显示了已矫正的撕囊方向，通常看起来像撕囊中的一个小"曲折"。现在可以完成撕囊，就像没有发生囊膜撕裂一样。

　　在环形撕囊过程中有一个曲折或中断是很常见的。必须小心避免过度的校正撕裂，导致"曲折"部分靠近视轴。

存在前囊膜撕裂病例中的超声乳化手术

　　有时,尽管我们尽了最大的努力,前囊膜撕囊还是会放射状裂开。通常,当这种放射状裂开没有延伸到后囊膜时,可以继续进行一部分技术改进的常规超声乳化手术。

　　在避免水分离的同时,应进行水分层,以便于晶状体核的处理。在处理晶状体核时,避免将晶状体核过度横向分离,也要避免核旋转。可以考虑用十字刻槽法或 V 形刻槽法去移除核块而无须旋转。

　　当移除超声乳化或抽吸手柄时,需要维持前房的压力和深度,因为前房的塌陷会导致放射状撕裂进一步扩大。使用黏弹剂或平衡盐溶液维持前房。

　　在去除皮质时,使用自动冲洗/抽吸模式,向放射状裂开的区域移动,以切线方向剥离皮质。最后处理放射状裂开区域的皮质,可以考虑使用冲洗针头的干吸技术以便于更好地控制。

　　除非后囊膜受损,否则可以将人工晶状体放置在囊袋内,人工晶状体襻放置于远离放射状裂开区域90°的方位。睫状沟放置合适的人工晶状体(如三片式人工晶状体)也是一种可接受的选择。

（陈旭 译　谭吉林 校）

第9章 如何使用囊袋拉钩

引言

　　成功处理半脱位白内障的首要关键点是在超声乳化手术过程中稳定晶状体。囊袋拉钩是一种固定囊袋的实用工具。其优势是作用部位较长，可以伸入囊袋穹隆。与虹膜拉钩相比，其圆润、抛光的末端不易撕裂前囊膜。虽然虹膜拉钩可用于固定囊袋，但其并非为了这个目的而设计的。

要点

- 与虹膜拉钩相类似，当收紧囊袋拉钩时，注意确保对称的力量。
- 这些拉钩不需要过度收紧。
- 有关使用双手植入和收回拉钩，参考第5章。

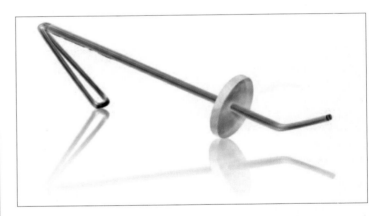

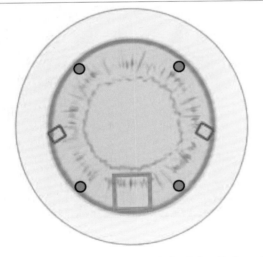

- 标准主侧切口超声乳化手术，另有4个穿刺口(透明角膜缘，朝向后极部)。

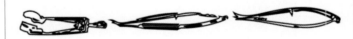

- 侧切口刀。
- Colibri 镊。
- 直或弯打结镊。
- 显微手术器械，包括囊袋拉钩。

49

一般情况下,理想的状态是在眼球周围对称设置 4 个穿刺口。切口必须位于角膜缘前方或透明角膜上,宽度约 1mm,考虑到囊袋拉钩的角度,切口方向需要朝向后极部(这是与平行于虹膜平面的虹膜拉钩切口的关键区别)。

使用内聚型黏弹剂在囊袋穹隆部扩大皮质与前囊膜之间的空间,这将有利于拉钩的插入,并使得后续的皮质移除更容易,对悬韧带更安全。

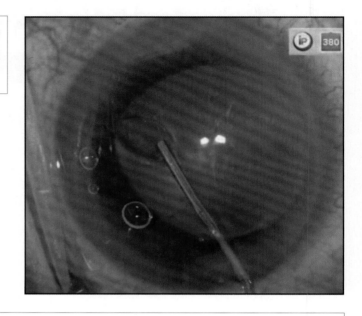

为了更好地控制拉钩的植入,用打结镊紧紧抓住拉钩的远端或"工作"端。这样在植入时将减少拉钩杆部的弯曲。一旦拉钩的尖端进入眼内,将镊子换至到拉钩杆部的远端。

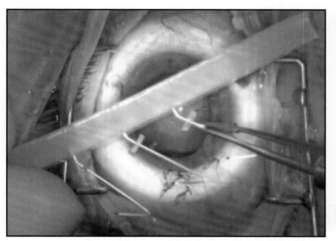

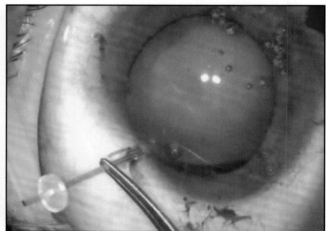

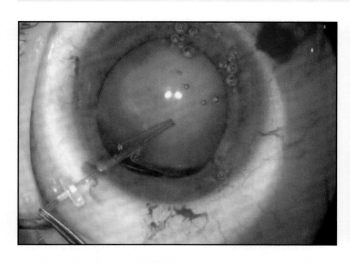 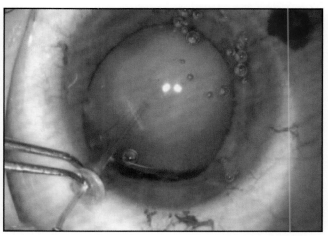

　　如前文所述,将拉钩想象成"船桨"。手的旋前将有助于拉钩端进入前囊膜下方。确保拉钩完全支撑囊袋直到穹隆。用另一只手中的 Colibri 镊,轻轻滑动硅胶塞,直到其到达角膜。不需要过度收紧,因为我们的目标是让前囊膜仅维持在这些拉钩上,而不是通过过度收紧将整个晶状体向前牵拉。

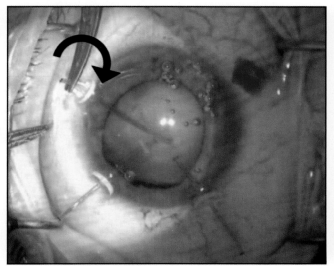 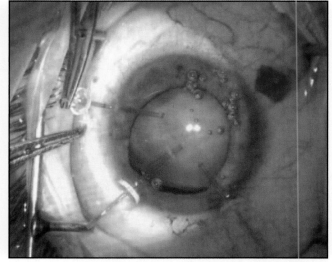

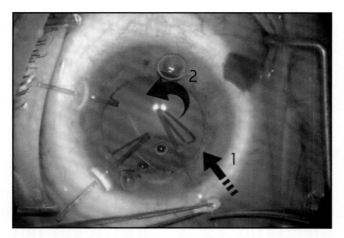

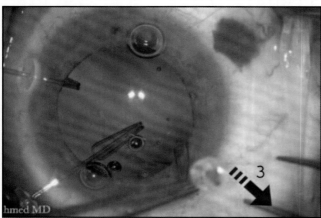

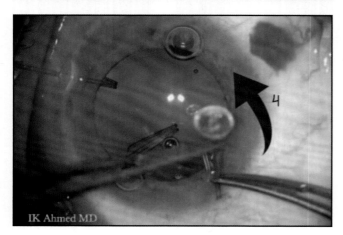

当需要取下拉钩时，用一只手的器械夹住拉钩杆部；另一只手用 Colibri 镊将硅胶塞向后滑动。

将拉钩向前进一步插入眼内，使拉钩脱离撕囊边缘，然后旋转 180°，使工作端的尖端朝向角膜而不是囊袋。

当你轻轻从穿刺口收回拉钩时，应遵循拉钩的曲线进行移动。当拉钩的"肩部"到达穿刺口的内口时，拉钩的末端应该指向前房中央，并远离房角以避免房角损伤。

当拉钩肩部移出眼外时，将拉力的方向从水平方向和向角膜缘方向改为垂直方向和向角膜尖方向（参考图中每一步的箭头方向）。

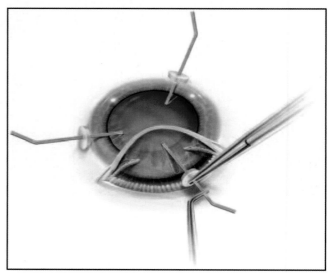

（陈旭 译 谭吉林 校）

第10章 囊袋张力环植入术

引言

囊袋张力环(CTR)可用于处理不同程度的悬韧带病变。

通常,当剩余悬韧带具有功能时,或仅有轻至中度弥漫性悬韧带病变时,CTR可单独用于局限性悬韧带病变(小于4点钟位)。

此外,CTR可以与其他囊袋支撑器械联合使用,如节段性囊袋张力环。

要点

- 尽可能晚地植入CTR,可避免皮质清除困难的问题,但如果为防止囊袋塌陷或当悬韧带病变加重时,就需要尽早植入。

- 植入CTR时,需要准备另一个器械来协助推注器释放张力环。

- 植入CTR时,将张力环的前端对准悬韧带病变区域,以恢复悬韧带的完整性。

- 当对CTR尺寸大小的选择存在疑问时,选择大尺寸CTR比选择小尺寸的CTR更好,因为CTR少部分重叠不是问题。

- 当存在前囊口不连续时,不要植入CTR。当存在后囊膜破裂时,CTR植入前应将其转换为小的后囊膜连续环形撕开。否则,小裂口就会放射状裂开变成大裂口。

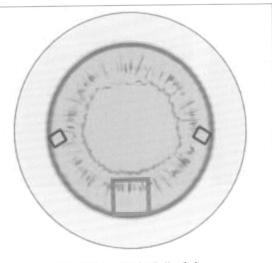

- 标准主侧切口超声乳化手术。

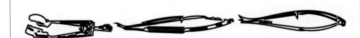

- CTR。
- Kuglen 虹膜钩。
- Sinskey 调位钩。
- Colibri 镊。
- 内聚型黏弹剂。

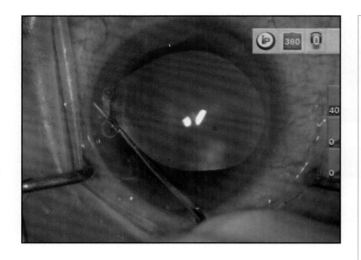

手术早期植入：

• 成功完成环形撕囊后，使用内聚型黏弹剂在囊膜和皮质之间创建一个间隙。

• 在囊膜边缘下向晶状体皮质注入眼用黏弹剂是一个容易形成该间隙的方法。随着黏弹剂的注入，黏弹剂将开始扩大皮质和囊膜之间的空间。

• 这个空间的扩大有助于将黏弹剂针头伸入至更深的部位以进行进一步黏弹剂扩张。

• 在不同部位注入黏弹剂，使这个间隙360°形成。

• 在首先放置 CTR 的区域，再次注入适量黏弹剂。

• 当 CTR 植入时，确保白内障和囊袋张力环复合体不会过度移动。

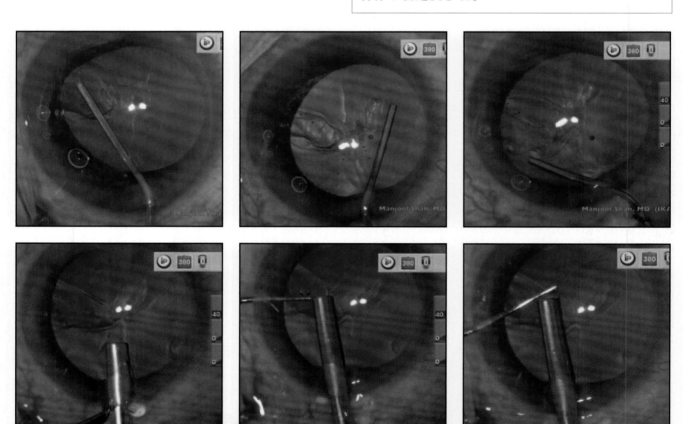

通过主切口将 CTR 推注器伸入前房。

将推注器的头端朝向左（朝向手术医生的 9 点钟方向），这会使得张力环植入操作更容易，因为其将在眼中央部位展开。缓慢按下推柱塞，确保张力环的尖端伸入环形撕囊边缘下方。

Kuglen 虹膜钩可以经侧切口来调整 CTR 植入方向。

在 CTR 植入过程中需要观察囊袋是否存在过度地移动,因为这可能表明 CTR 前端可能已陷入周边囊膜中。CTR 的推进应是平滑的,如果过于粗暴地推进可能会导致悬韧带进一步损伤。如果继续推进存在问题,请考虑从相反方向植入 CTR。

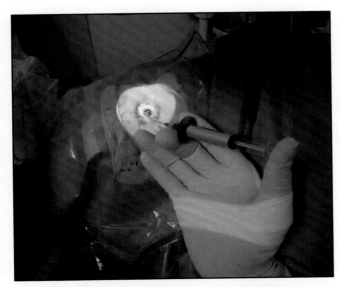

在推注期间请注意推注针杆的方向(向 CTR 植入方向弯曲)。一旦完全注入 CTR,持推注器的手可以前旋,以便将推注器末端的钩释放离开 CTR。Sinskey 调位钩或 Kuglen 虹膜钩可以用来引导 CTR 的末端进入囊袋穹隆。

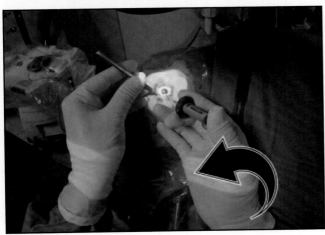

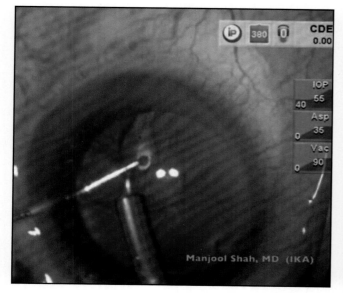

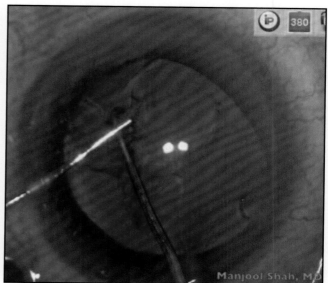

CTR 尾孔附着在推注器杆顶端的小钩子上。可以逆时针旋转手腕使小钩子与尾孔分离。如果通过该操作并不能释放 CTR,则可以使用 Sinskey 调位钩辅助使其分离,并引导 CTR 的后端进入囊袋穹隆。

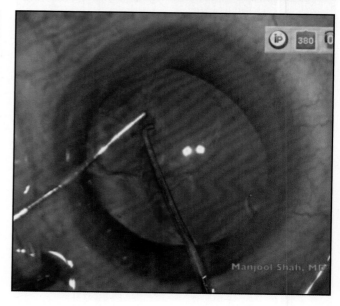

手术后期植入：

在成功地进行核乳化和皮质吸除后，确保将囊袋内完全填充黏弹剂。

如果囊袋没有完全充满黏弹剂，CTR 可能会勾住囊膜的褶皱，从而导致进一步的悬韧带损伤和（或）囊袋撕裂。

理想情况下，CTR 植入前端应朝向悬韧带局部病变区域。

此时，避免损伤晶状体后囊膜是很重要的。CTR 前端应朝向囊袋穹隆部，并以一个能使其平行于囊袋穹隆滑动的角度移动，以避免损伤更多的悬韧带。

同样，Kuglen 虹膜钩或 Sinskey 调位钩可通过侧切口引导 CTR 并使其与推注器钩分离。

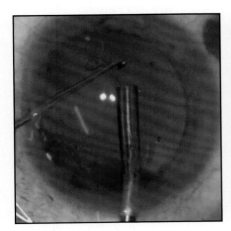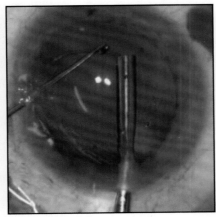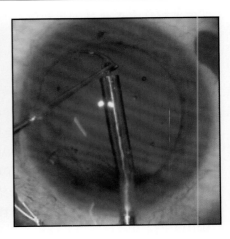

（陈旭 译　谭吉林 校）

第 11 章 可缝合节段性囊袋张力环植入术

引言

可缝合节段性囊袋张力环(CTS)是一种有助于处理伴有严重悬韧带病变晶状体的手术材料。

通常,在悬韧带断裂大于 4 个钟点位,或者具有弥散性悬韧带损伤的情况下需要 CTS 用于治疗。CTS 是一种聚甲基丙烯酸甲酯材料,其弧长为 120°,有两种可供选择的尺寸。其有一个位于外周弧平面以内的中央固定孔眼,设计目的是术中在前囊撕囊口内固定囊袋或术后经巩膜固定囊袋。在复杂的眼前节手术中,CTS 有多种使用方法。本章所介绍的方法证明了 CTS 不仅可用于固定 IOL,而且也是一种术中稳定白内障和囊袋复合体的工具。

要点

- 有目的地将切口制作在悬韧带病变的区域。
- 切口应与悬韧带病变的中心部位相对应。
- 虹膜拉钩的穿刺口对应于需要进行支撑囊膜的区域。
- 用于对接缝线针的穿刺口与主切口需要成 180°。
- 如果需要放置 2 个 CTS,它们必须呈 180°位置,以避免 IOL 囊袋偏心。
- 避免前房变浅,以防止玻璃体脱出。
- 通过仔细的术前检查和影像学检查确定悬韧带病变的区域和程度。
- 一个 CTS 可覆盖大约 90°的范围,通常足以治疗局限性悬韧带病变。
- 对于范围更弥散的悬韧带松弛,2 个 CTS 可以相隔 180°放置。
- CTR 必须始终与 CTS 结合使用。CTS 提供固定和局部支撑,而 CTR 能够分配力量,并提供一个全周的支撑力量。

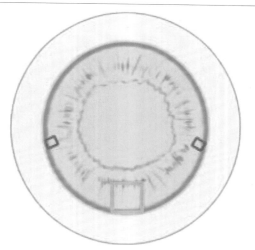

- 常规超声乳化手术的手术刀与辅助器械的切口位置。
- 在悬韧带断裂处(即 CTS 固定部位)对侧 180°位置做一个额外的穿刺口。
- 在计划 CTS 固定的区域,做一个巩膜板层切口,其深度大约为巩膜厚度的 1/4,长度为 3~4mm,位于巩膜嵴后 1mm 处。
- 虹膜钩穿刺口的位置位于计划 CTS 固定的区域。

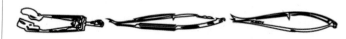

- Sinskey 调位钩。
- 显微虹膜钳。
- Ahmed CTS。
- 带 CV-8 针的 Gore-Tex 双臂缝合线。
- 虹膜拉钩。
- 25-G 皮下尖头针。

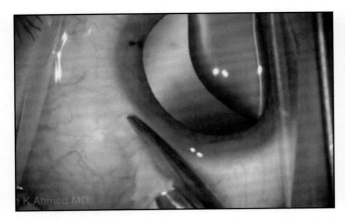
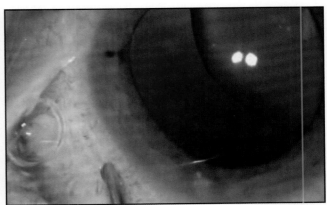

- 在计划 CTS 缝合固定区域进行 L 型结膜切开。
- 用水下双极电凝对巩膜床烧灼,只需要轻微止血。
- 制作一个巩膜板层切口,其深度大约为巩膜厚度的 1/4(300μm),长度大约 4mm,平行于角膜缘,位于巩膜嵴后 1mm 处。
- 巩膜嵴是可被辨认的,因为其位于灰色区的末端(角膜缘所在区域),是蓝色/灰色区与巩膜白色区相交处。巩膜纤维从在角膜缘附近的杂乱排列过渡到在巩膜嵴处平行排列。用巩膜嵴作为测量的标志来代替角巩膜缘,是因为角巩膜缘的宽度在不同个体之间有很大的差异,而巩膜嵴则没有。

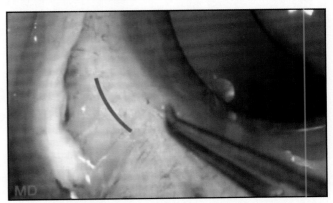
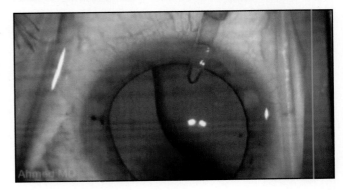

　　将角膜缘穿刺口与 CTS 计划固定位置成 180°,以方便巩膜缝线通过。前房内注入弥散型黏弹剂,充压任何可见的玻璃体区域,以防止玻璃体脱出。考虑到注入高黏滞型黏弹剂对于前囊膜有压平作用,但注意不要对前房过度加压,因为这可能导致玻璃体脱出。

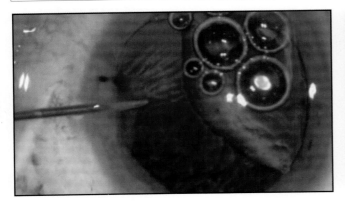
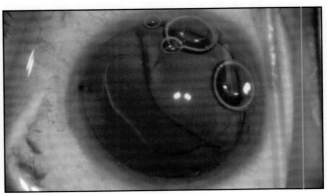

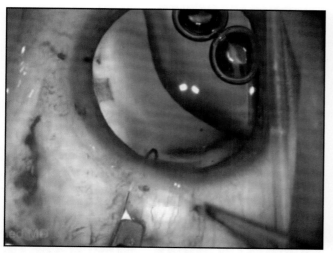 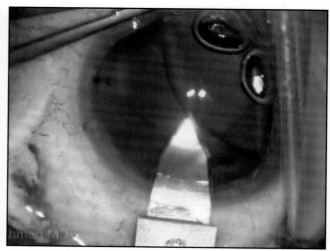

制作虹膜拉钩切口（通常单个 CTS 需要 3 个拉钩，但可能需要更多的拉钩来支撑囊袋）。为超声乳化针头制作一个颞侧透明角膜切口（2.2~2.75mm），在手术后期可能需要扩大。前囊膜撕囊术开始时，需要使用截囊针头，或者需要用显微眼内镊作为反牵引来帮助撕囊（参见第 7 章）。

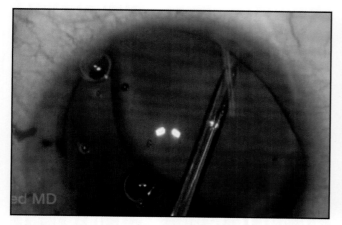 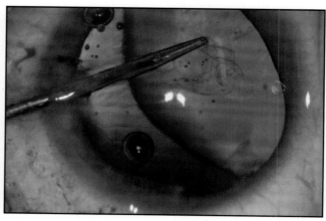

拉钩勾住前囊口边缘以提供对抗力。其中的一个拉钩全程勾住用于在超声乳化过程期间稳定 CTS。

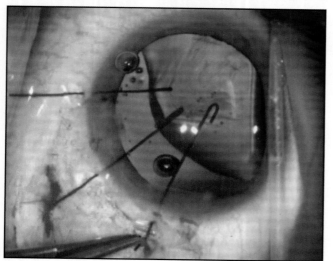

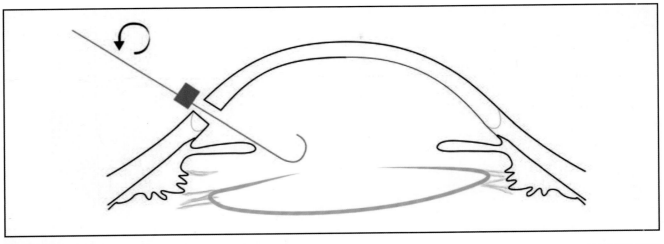

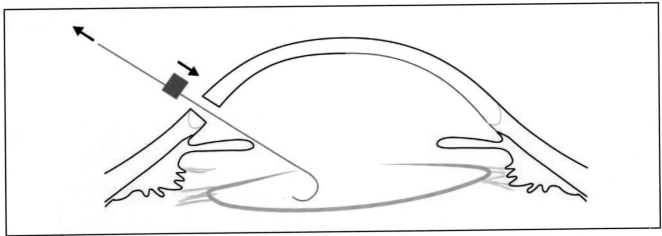

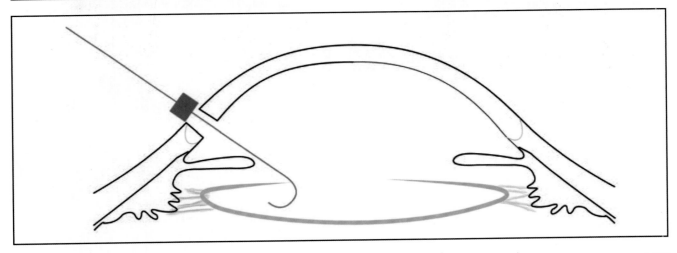

虹膜拉钩可用于手术期间固定囊袋,但关键点是需要将穿刺口做在透明角膜上,这可以使钩子自然地指向后方囊袋的位置,而不是平行于虹膜平面。避免过度收紧拉钩套管,因为这可能造成进一步的悬韧带损伤。特制的囊袋拉钩可以用同样的方式植入,其有经过打磨不容易导致囊袋撕裂的优点。

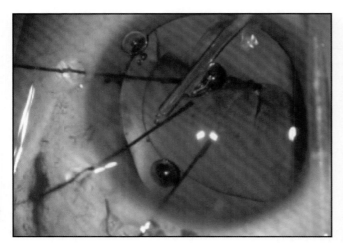

在计划植入 CTS 的区域用黏弹剂在囊膜与皮质间进行有限的分离,为 CTS 的植入创造一个空间。请参考 CTR 植入章节以了解更多有价值的内容。

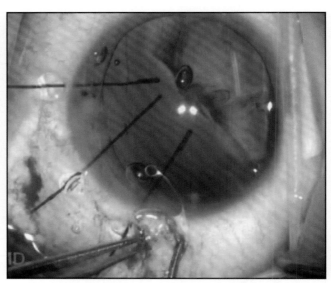

使用弯曲的打结镊或 Colibri 镊通过角膜主切口植入 CTS。确保可缝合固定的 CTS 孔眼位于上方。

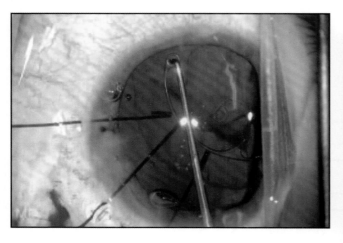

- 使用 Sinskey 调位钩将 CTS 放置于囊袋内。确保中央固定孔眼位于囊袋边缘上方。
- 移除除了最中央的虹膜钩外的其余所有拉钩。
- 将中央虹膜钩倒置,并使其通过孔眼固定 CTS。用显微虹膜镊可以使这一步更容易操作。
- CTS 这时像一个"衣架"一样支撑保护着囊袋,有助于白内障的安全摘除。
- 进行水分离、水分层、常规超声乳化和灌注/抽吸的操作。
- 避免前房变浅。
- 必要时补充使用弥散型黏弹剂封填任何脱出的前部玻璃体。

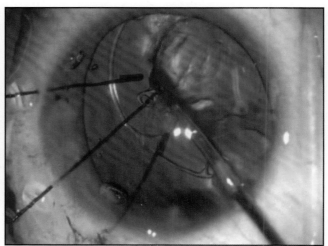

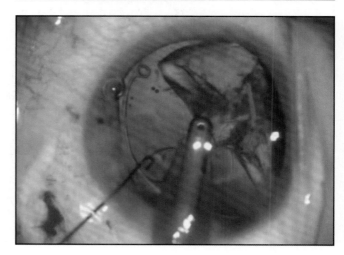

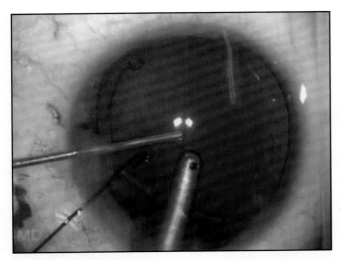

用你最熟悉的手术方法来进行白内障的核块处理。此时，改变白内障手术操作技巧将是个错误。尽管有一些作者主张低流量的"慢动作"参数，但在遇到困难时，临时改变操作方法和操作参数可能会适得其反。越熟悉越好。操作动作幅度不应该过大，以免损伤残余的悬韧带。

在更换主要器械时，确保前房保持良好的压力，以防止玻璃体脱出，在取出器械前，通过穿刺口注入平衡盐溶液或补充眼用黏弹剂。

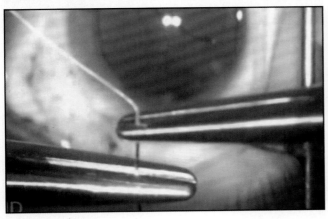

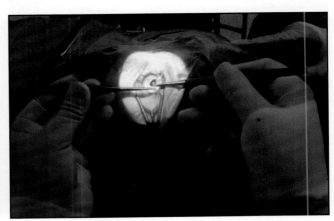

用双手方法将 Gore-Tex 缝线两端针头拉直。

使用显微虹膜镊，将虹膜拉钩从 CTS 上分离，并将 CTS 放于前房的中间，垂直于虹膜平面，以便于缝线穿过固定孔眼。想象一下让一支箭通过一个环：二者之间越成直角关系，就越容易穿过。

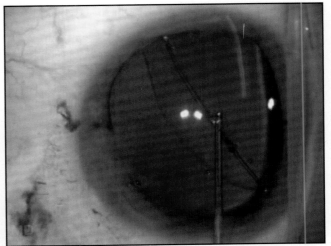

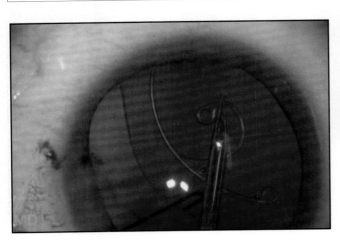

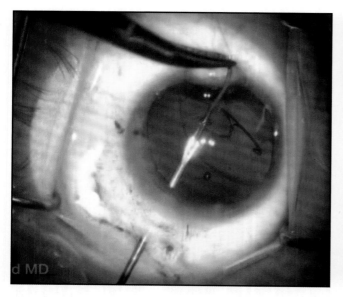
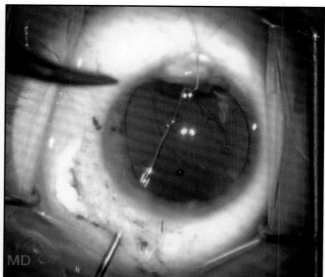

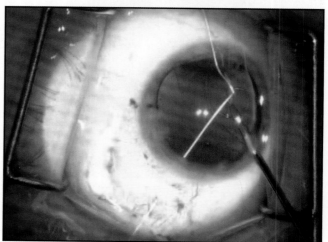

- 将一根拉直的针头穿过 CTS 固定部位对侧的角膜缘穿刺口,并朝向 CTS 固定孔眼。

- 将一个 25-G 皮下针头,垂直于巩膜表面,从巩膜板层切口进入,穿过巩膜后,迅速转动针头方向,使其与虹膜平面平行,朝向 Gore-Tex 针并准备与其对接(参考本章打结图)。

- 一旦 Gore-Tex 针穿过 CTS 的固定孔,将其固定在 25-G 皮下针头中,可根据需要使用显微虹膜镊,以确保成功对接。这可能需要使用比预期更大的力,以便将 Gore-Tex 针固定在对接的 25-G 针头内。

- 轻轻从巩膜板层切口撤出 25-G 针头,并将 Gore-Tex 针及缝线一并带出。

- 用 Sinskey 调位钩将 CTS 重新放置在囊袋内正确的位置。

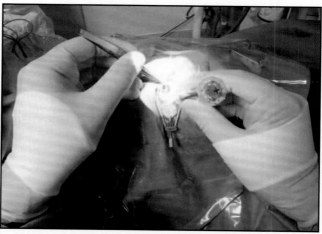

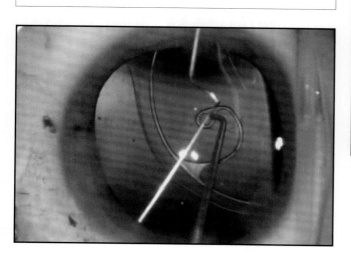

- 使用之前描述的同样由内至外的方法,将另外一根 Gore-Tex 缝针引出。
- 注意确保两根缝针在穿过角膜缘切口时,没有角膜纤维位于两个缝针之间。
- 两根缝针在巩膜板层切口的穿刺口间的距离大约为 2mm。
- 这时,第二根 Gore-Tex 针将通过前囊膜上方,25-G 针进入眼内对接时,需要更大的前倾角度。为使周边前囊膜和玻璃体远离针头,可注入一些弥散型黏弹剂。
- 移出 25-G 针头,将 Gore-Tex 缝线两端剪断至合适的长度,以便于打结。

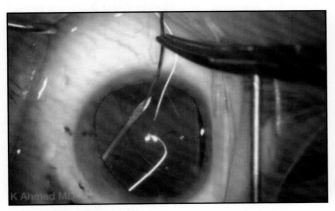
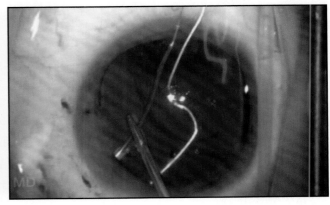

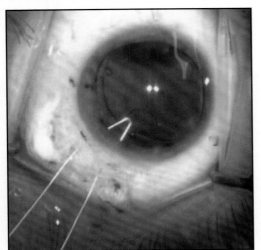

- 打一个松散的滑结:从同一个方向绕两个独立的环套(注意:这不是绕的一个双圈),然后在助手协助下拉紧线结,方法是让助手拉紧其中一个缝线端,你自己一手夹住结的巩膜侧的两根缝线,同时拉紧另一个缝线端。
- 在此步骤中,请注意避免 CTS 发生任何移动。具体打结的操作请参阅本章末尾的附加图。

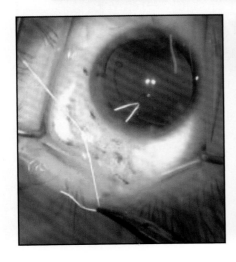
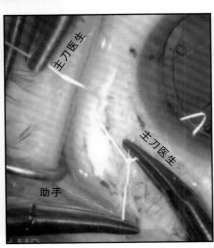
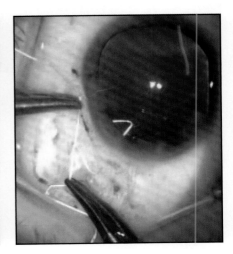

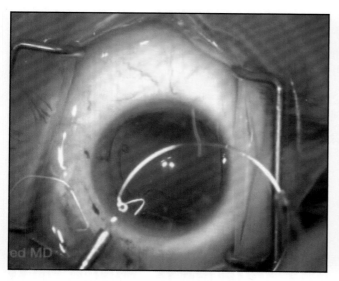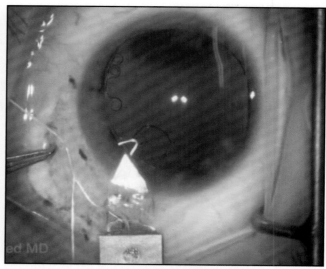

- 在囊袋内补充内聚型黏弹剂,并在 Kuglen 虹膜钩的辅助下(请参见第 10 章)放置一个 CTR 于囊袋内。CTS 可能会稍微阻碍 CTR 通过,但通常只要在囊袋内填充满内聚型黏弹剂,可以将这个问题最小化。稍微扩大颞侧角膜切口(通常为 3.2mm),以便于完全插入人工晶状体(IOL)推注器,并将一片式丙烯酸 IOL 直接植入囊袋中。

- 使用平衡盐溶液灌洗针头,手动移除囊袋内和前房中的黏弹剂。注意不要移除过多的黏弹剂或者使前房压力过低,从而前房变浅,导致玻璃体脱出。

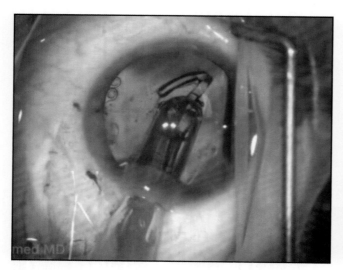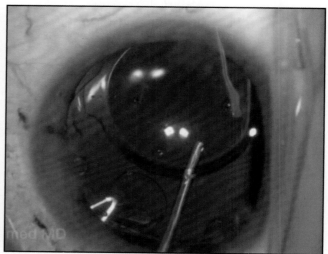

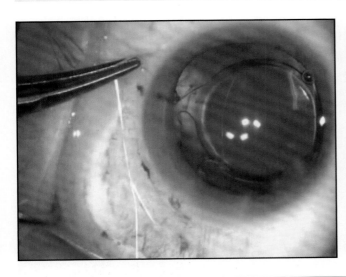
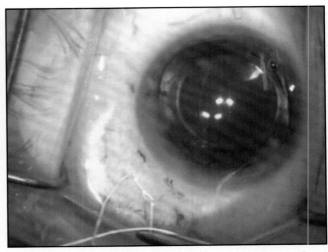

- 轻轻拉紧 CTS 上的滑动结,以确保 IOL 居中。不要拉得过紧,因为这可能会造成前囊口的损伤。
- 一旦拉得足够紧后,用一个逆向的环套锁住缝线,然后再打一个正向的环套(见打结图)。
- 修剪线尾并埋好线结(用针臂的一端,扩大巩膜穿刺口,然后旋转牵拉缝线,以便于将线结埋入巩膜内侧)。确认 IOL 仍处于中心位置且与 CTS 位置匹配。
- 将卡米可林(乙酰胆碱)注入前房,确认瞳孔缩小呈圆形且对称。瞳孔缘有任何成角的现象都提示可能有玻璃体脱出。
- 用可吸收缝线间断缝合结膜切口,如 Vicryl 缝线(Ethicon,Inc)。
- 水化闭合角膜切口,并根据需要进行缝合,以确保切口水密闭合。

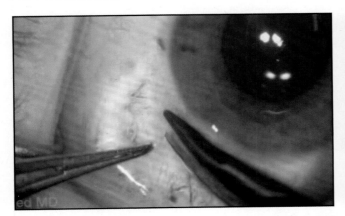
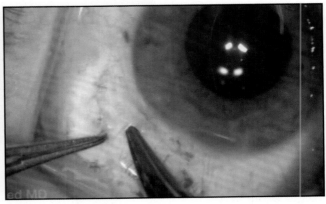

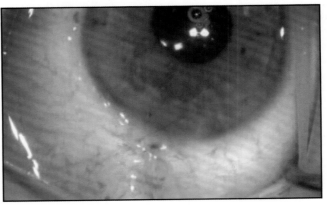

在严重弥漫性悬韧带松弛的病例中,使用一个 CTS 可能不够。一个 CTS 覆盖约 90°的悬韧带病变。采用前面描述的技术很容易复制添加第二个 CTS。关键是需要将两个 CTS 放置相隔约 180°,通过滑结调整两个 CTS 的张力,以确保在最后额外的一个线结锁死缝线之前 IOL 位置居中。

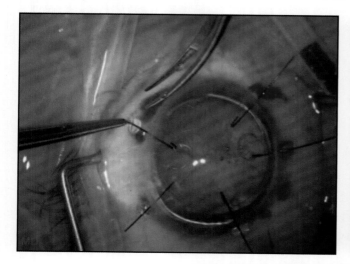
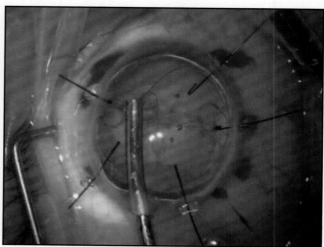

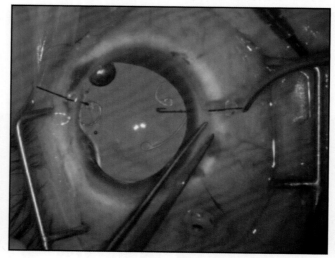

滑结

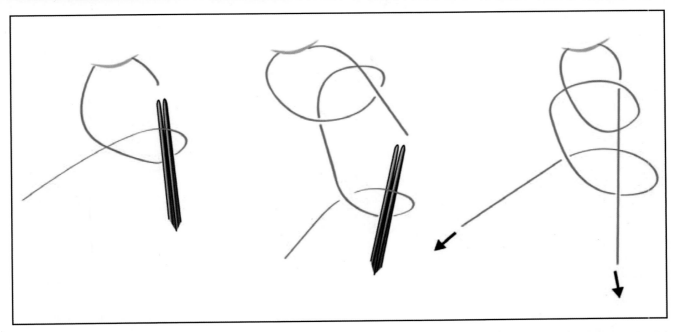

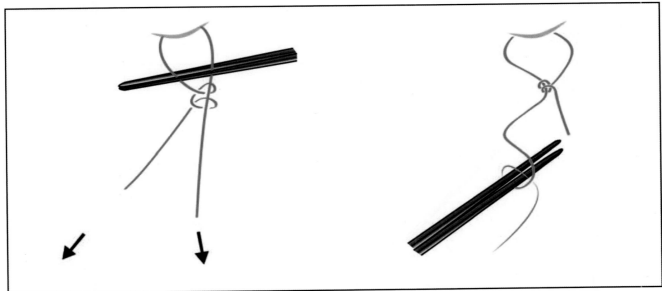

滑结

1.进针位置

蓝色区域

1mm

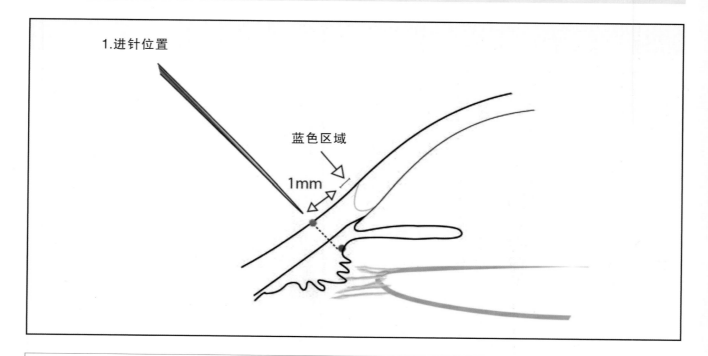

　　睫状沟固定的进针位置及进针方向示意图。在蓝色区域的末端后方1mm处（对应于角膜楔形末端），针头垂直于巩膜进针。一旦针头穿过全层巩膜，应变换成45°，以便于进入睫状沟并平行于虹膜平面前进（虚线箭头）。

2.进针方向

=45°

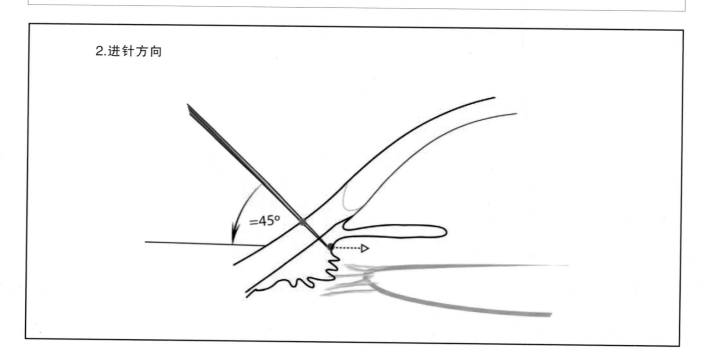

（谭吉林 译　陈旭 校）

第 12 章

如何植入改良的可缝合囊袋张力环

引言

改良的可缝合囊袋张力环(MCTR)可以通过一个固定孔眼(环的一部分)将其固定到巩膜上,从而支撑囊袋。当这个固定孔眼被缝合到巩膜时,MCTR 的其余部分仍位于囊袋内。

在这里,我们将讨论手术技术和该器材的各种变化,包括 Malyugin–Cionni 环。Malyugin 的改良使 Cionni MCTR 的固定孔眼变得更短,使其像 CTR 一样通过推注器植入。这意味着其可以通过 1.8mm 的切口植入眼内,甚至可以在固定孔眼预置缝线后再植入。

要点

- 如果有任何囊袋的破裂或前囊口不连续,就不能使用这些器材。
- 如果有后囊膜缺损,应转变为小的连续环形后囊膜撕开术;否则,这些张力环的力量会进一步扩大任何不连续的囊袋缺陷。
- 参见第 11 章,因为有许多关键点都发挥了作用。
- 必须小心不要让对接的针头刺破囊袋。

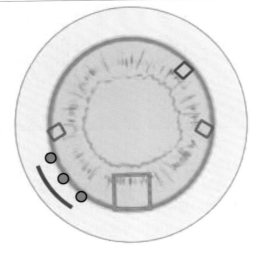

- 标准主侧切口超声乳化手术。
- 在悬韧带断裂处(即 CTS 固定部位)对侧 180°位置做一个额外的穿刺口。
- 在计划 CTS 固定的区域,做一个巩膜板层切口,其深度大约为巩膜厚度的 1/4,长度为 3~4mm,位于巩膜嵴后 1mm 处。
- 虹膜拉钩穿刺口的位置位于计划 CTS 固定的区域。

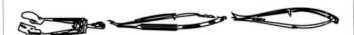

- 显微手术器械,包括显微镊,0.5 英寸长 CV–8 双针的 Gore-Tex 7–0 缝线。
- 如果使用 Gore-Tex 9–0 缝线,用 25–G 的皮下针头对接,如果使用 10–0 的聚丙烯缝线(Ethicon,Inc),就用 27–G 的皮下针头对接。

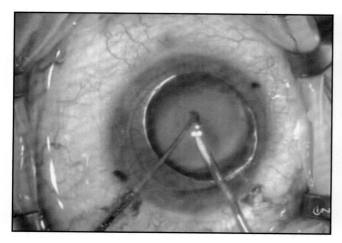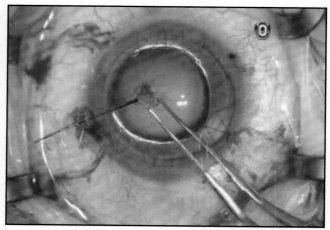

- 当主切口及侧切口制作完成以后,应用黏弹剂的"软壳"技术,在悬韧带缺失的区域使用弥散型黏弹剂充填压住并阻隔玻璃体。
- 如果存在广泛的悬韧带松弛薄弱,在截囊开始时,应使用 Kuglen 虹膜钩提供对抗力。或者,可以使用尖端锋利的显微镊刺破前囊膜,然后进行连续环形撕囊(参见第 7 章)。
- 当连续环形撕囊时,可以将虹膜钩沿着囊口安放以提供一个对抗力。在使用优势手进行撕囊时,可以使用非优势手操作 Kuglen 虹膜钩以提供一个对抗力。

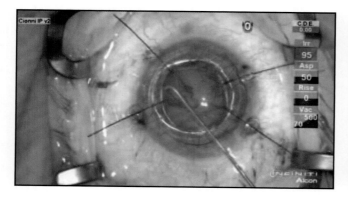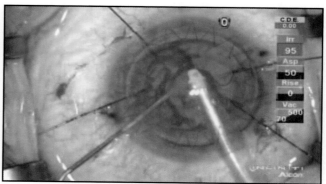

- 在低流量时(不像超声乳化时所使用的的高流量),虹膜拉钩可以很好地支撑囊袋。在这种情况下,只需要使用手柄的灌注/抽吸功能抽吸出晶状体,而无须动作幅度太大的操作。因此,虹膜拉钩可以保留在原位。如果进行超声乳化手术,则应使用囊袋拉钩,否则虹膜钩可能会撕裂前囊膜。
- 在这里,进行水分离和水分层。如果在超声乳化手术之前放置 MCTR,应使用内聚型黏弹剂来分离皮质和囊袋,为 MCTR 的植入提供空间。
- 在吸出皮质时,囊袋拉钩应被移除,以便于清除皮质。

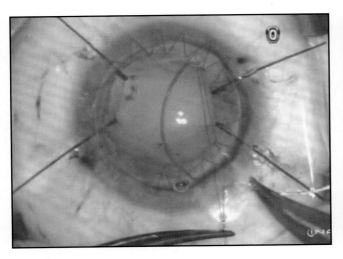 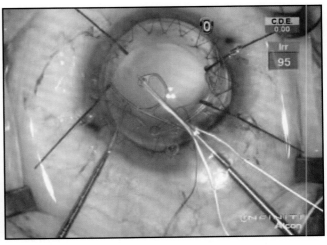

- 使用内聚型黏弹剂充分填充囊袋。必须确保囊袋完全扩张,以尽量减少额外的悬韧带和囊袋的损伤。放置 MCTR 之前,Gore-Tex 缝线应预先穿过固定孔眼,然后去除针头。在植入 MCTR 后,让缝线在眼外保留足够的长度(4~6cm)。可以将一根 10-0 尼龙缝线穿过张力环的前端孔眼,以便引导张力环的植入。当这个张力环被植入囊袋时,10-0 尼龙缝线的一端留在主切口外,同时用无齿镊将 MCTR 植入眼内。
- 用 Sinskey 调位钩向下、向内勾住张力环,引导固定孔眼进入眼内,将 MCTR 旋转至所需要的象限。
- 拉钩应该保持在囊袋上方,MCTR 其余部分位于囊袋内。将 10-0 尼龙缝线从近端孔眼剪断并取出。

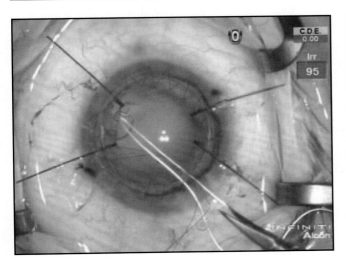 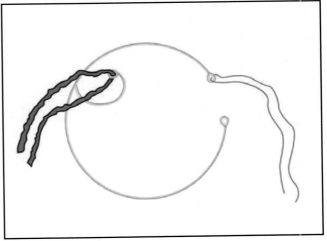

　　MCTR 上有两条缝线:上图显示了不同缝线各自的位置。尼龙缝线穿过的是张力环的前端孔眼,以便引导张力环前行;Gore-Tex 缝线通过固定孔用以固定 MCTR。在植入张力环之前,要确保 Gore-Tex 缝线的两端都在环的上方,以避免与 CTR 环形部分相缠绕。

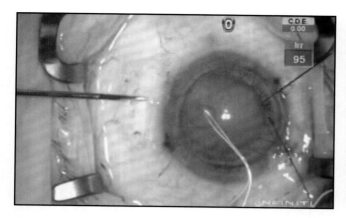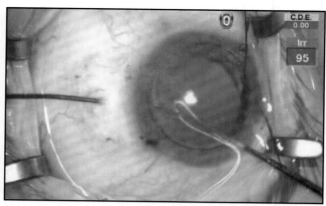

巩膜板层切口的制作与为植入 CTS 做准备的巩膜板层切口完全相同(见第 11 章)。

如果没有预先放置缝线,则对接针和缝线通道采用相同的方式进行。

如果预先放置缝线(如本例),则通过对接针形成的巩膜穿刺口插入显微眼内钳,然后经巩膜拉出线环至眼外。也可以用 Condon snare 钳(Microsurgical Technology,Inc)来抓取此线环。用 Kuglen 虹膜钩给 MCTR 固定孔眼一个对抗力;否则,该器械可能被拉得太远而进入巩膜壁,以至于损伤对侧残存的悬韧带。

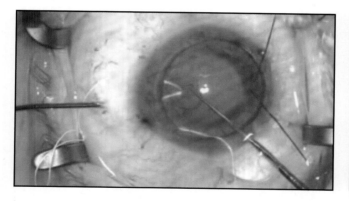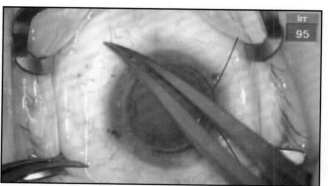

在本例中,用针制作了第二个巩膜穿刺口,紧接着用显微眼内钳抓取出一端的缝线;缝线的另一端应该被预先抓住。

然后,将缝线以滑结的方式系好,并根据囊袋的居中性来调整张力,如第 11 章所示。

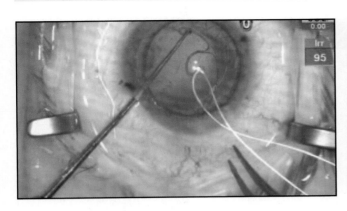 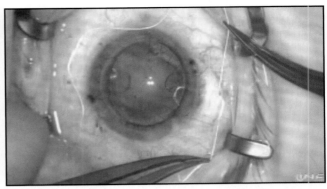

本例为弥漫性的悬韧带病变,CTS 缝合部位与 MCTR 缝合部位呈 180°, 方法与第 11 章相同。现在 IOL 可以被推注到囊袋中。避免采用切口帮助方式植入 IOL。调位 IOL,辅助 IOL 迅速展开。将 IOL 植入囊袋内 并展开的操作越多,对于囊袋的压力就越大。

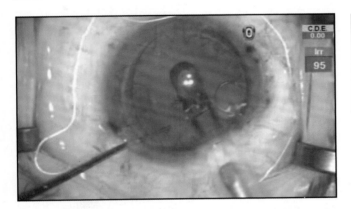

IOL 的居中可以通过选择性地拉紧任一侧的滑 结来调整。记住不要过度拉紧! 滑结很难松开,所以 最好在相反的两侧轮流调节,而不是过度拉紧其中 一侧而导致 IOL 囊袋复合体偏离中心。

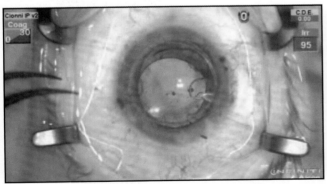 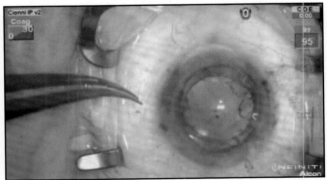

如何植入 MALYUGIN-CIONNI 改良的可缝合囊袋张力环

即使预先放置了缝线，该张力环也可以用推注器植入。本章节主要描述了该器材的植入。

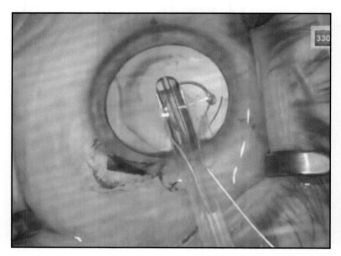
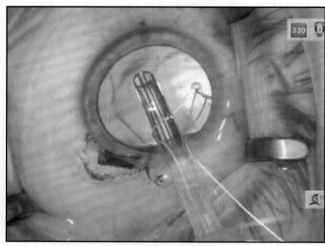

- 将 Gore-Tex 缝线绕过该张力环。将缝线上的针去除（如本章前面所述）。
- 像装载 CTR 的方式一样，该张力环可以被装入推注器中。在这种情况下，该张力环的前端带有一个固定环，并预先通过固定环放置缝线。该张力环被装入推注器后，缝线的一端仍然在推注器的外面。
- 在推注该张力环时，确保预先放置的缝线没有被拉得太紧。有时，需要用 Sinskey 调位钩来引导张力环，并将其旋转到位。
- 固定这个张力环的操作方式同 CTS 和 MCTR 的操作方式一样（如前所述）。

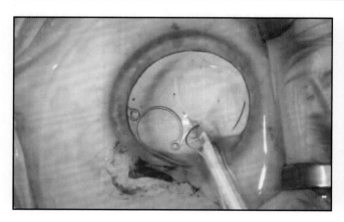
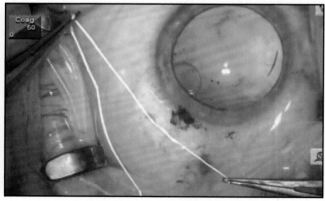

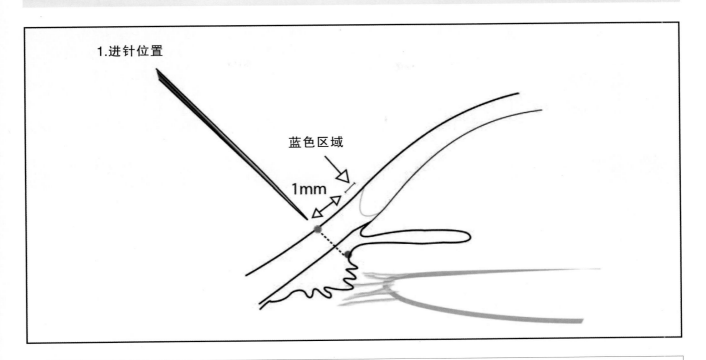

1.进针位置

蓝色区域

1mm

睫状沟固定的进针位置及进针方向示意图。在蓝色区域的末端后方 1mm 处(对应于角膜楔形末端),针头垂直于巩膜进针。一旦针头穿过全层巩膜,应变换为 45°,以便于进入睫状沟并平行于虹膜平面前进(虚线箭头)。

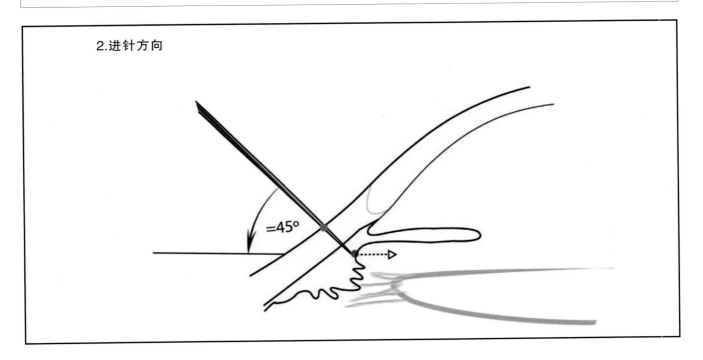

2.进针方向

=45°

特别感谢 Robert Cionni 医生在本章中所提供的眼科手术照片。

(谭吉林 译　陈旭 校)

第13章 前段玻璃体切割术技巧

引言

当面对复杂的眼前节病例时,必要的设备及舒适的操作对于前段玻璃体的处理非常有必要。前段玻璃体切割的基本原则是——液流的管理,前房压力的维持,对切割速度和抽吸的控制。与一些标准篇章有所不同,我们在本章会提供一些处理玻璃体的技巧。

要点

- 不管是通过前路(角巩膜切口/角膜切口)还是睫状体平坦部进行玻璃体切割术,应保证能舒适地进行手术操作。

- 在某些特定的情况下,某种手术入路会明显优于其他入路,但大多数情况,从前路处理玻璃体就足够了。

- 使用稀释且不含防腐剂的曲安奈德有助于标记玻璃体,而且注入曲安奈德有助于患者术后的抗感染治疗。

- 应熟悉你的设备(如设置、脚踏板控制等),并能够在不同的设置中轻松切换。

- 始终保持前房的形态稳定,防止任何突然的压力降低,在器械交换时要懂得使用平衡盐溶液或黏弹剂来维持前房(AC)的形态。

- 对于暂不使用的切口,要使其保持紧闭,并缝合所有的大切口。

- 在超声乳化过程中使用连续灌注将增加玻璃体处理的难度,因此当前房充满黏弹剂时应关闭灌注,否则,黏弹剂和玻璃体可能会被挤出眼球。我们比较喜欢能自主控制灌注/抽吸。

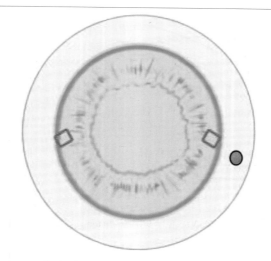

- 根据使用的玻璃体切割器械的直径进行穿刺,经睫状体平坦部入口也可能被使用。

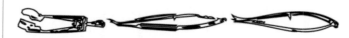

- 前段玻璃体切割术配套器械。

前段玻璃体切割术设置

切割速度：

　　●因为高切割速度不产生过度牵引,所以其是理想的设置。切割速度大于 2500 次/分的速率是比较理想的。较低的切割速度,配合较高的流速/负压设置,可以去除较大的颗粒,如核碎片、皮质和囊膜。

切割开启/关闭：

　　●脚踏可激活玻璃体切割开启/关闭,当玻璃体切割关闭时,只有负压抽吸。有些超声乳化设备平台没有玻璃体切割开启/关闭的功能。但是,有些设备脚踏可以设置成激活"先负压抽吸后玻璃体切割"(2 档负压和 3 档玻璃体切割),或"先玻璃体切割再负压抽吸"(2 档玻璃体切割和 3 档负压)。这些设置通常被称为"IA/CUT"或"CUT/IA"。

负压/流速：

　　●一般来说,为了减少牵拉,负压设置要适度。流速设置应该足够大,以便将切割好的玻璃体带走,但又不能太高避免产生牵拉。

灌注：

　　●玻璃体切割术中灌注的目的仅仅是保持眼球的形态。应该避免过高的灌注压,因为这会引起不必要的浪涌。

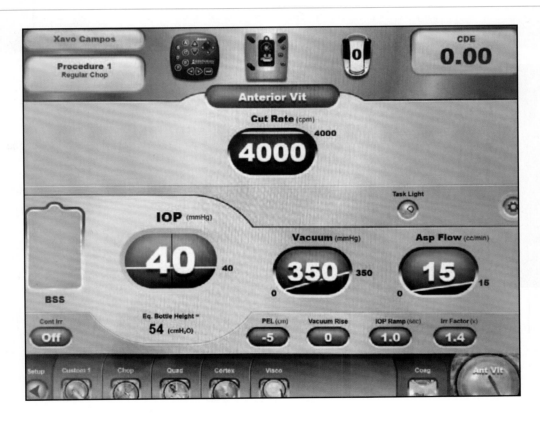

- 虽然有多种术式和器械可以经平坦部进入玻璃体腔，但最简单的方法是使用带自闭阀的 23-G 穿刺套管,因为这种方法不需要切开结膜和筋膜,通常也不需要缝合。
- 可以在经平坦部进入玻璃体腔的部位进行结膜下注射利多卡因。
- 使用穿刺套管尾部的定位标记在角膜缘后 3.5mm 处(无晶状体眼或 IOL)或 4mm 处(有晶状体眼)做标记,并在此做切口进入玻璃体腔。

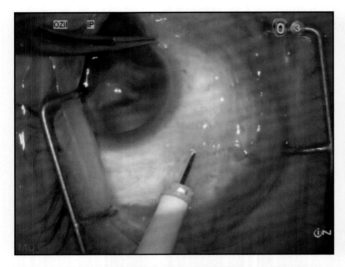

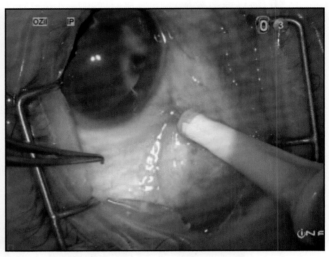

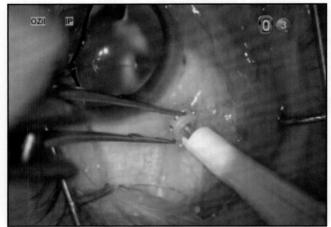

- 用 Colibri 镊抓住结膜和浅层巩膜,确保术者能控制住眼球。
- 套管穿刺刀平于巩膜面刺入结膜,经结膜下斜行进入巩膜形成"隧道"潜行,最后进入玻璃体腔。
- 一旦穿过巩膜,转动套管刀,应确保刀尖朝向视神经(刀尖指向眼球后部,而不是指向眼球中央)。
- 当拔出穿刺套管内的刀刃时,使用 Colibri 镊抓住穿刺套管的顶部,并向眼球中央施加压力,使套管固定在巩膜上。
- 这种通道可用于同一个病例的不同部位的玻璃体切割术,穿刺套管可保持在原位,直到将其取出并关闭切口。

移除穿刺套管

- 开始移除穿刺套管时,应保持玻璃体切割头仍在眼内。
- 移除穿刺套管后,在巩膜穿刺点附近放置一个矛形眼科海绵棒(Beaver-Visitec International),并将结膜覆盖在巩膜穿刺口上方,可以促进巩膜"隧道"的闭合。
- 当脚踏在二档(只有玻璃体切割,没有抽吸)时,撤出玻璃体切割头。
- 确保没有玻璃体涌出或嵌顿在巩膜穿刺口处。

怎样使用及何时使用玻璃体切割手柄

- 在只有抽吸没有玻璃体切割的情况下吸除玻璃体——这会造成视网膜撕裂或视网膜脱离。
- 当单纯切割玻璃体时,应使用高速玻璃体切割。如果要切割和吸除一些较硬的组织,如残留的皮质或掉落的晶状体碎片时,要考虑降低切割速度(较低的切割速度可以在堵塞时产生更高的负压,并允许有更多的时间吸除这些碎片)。应该注意的是,低速玻璃体切割将对尚未切割过的玻璃体产生更多的牵引力。
- 当处理一些需要保留的组织(如囊膜或虹膜)附近残留的皮质或者碎屑时,不要进行玻璃体切割。在切换到抽吸之前,应确保在高速玻璃体切割下已经将玻璃体完全切除。
- 当单独抽吸皮质或晶状体碎片时,应确保先将其吸住。如果做不到这一点,就会使更多的玻璃体向前移动,从而对视网膜产生牵拉。
- 请注意,当切割玻璃体时,玻璃体切割头同时也在抽吸,因此无论玻璃体切割头在哪里,都可以将玻璃体吸过来。由于玻璃体切割术的目的是保持玻璃体在眼球后部,所以要将玻璃体切割头保持在后囊膜平面。
- 时刻注意抽吸孔和玻璃体切割头的方向,不要让玻璃体切割头太靠近虹膜或囊膜!

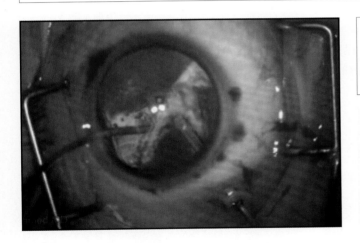

使用曲安奈德染色可使玻璃体看得更清楚,注意灌注针头应对准后部,朝向玻璃切割头的顶端。在本病例中,灌注液流可以防止对脱位晶状体的误吸。

如何使用灌注针头

● 如果眼内浪涌太厉害的话,可考虑干式玻璃体切割术(无须灌注)。在这种情况下,如要维持一定的前房压力,需要用非优势手持注射器注入平衡盐溶液来进行控制。

● 在有灌注的情况下进行玻璃体切割术时,灌注的方向很重要。将灌注针头向后对准玻璃体切割头的顶端。

● 可以将灌注针头作为在眼内的一个辅助器械,用于捕获玻璃体或帮助将晶状体、残留的皮质带到玻璃体切割头前。

● 不论何时将灌注针头从眼内移除,都应确保在移除前使用黏弹剂或平衡盐溶液维持好前房压力。对于切口处的玻璃体,可用灌注头将其推离切口或用玻璃体切割头将其切除干净。

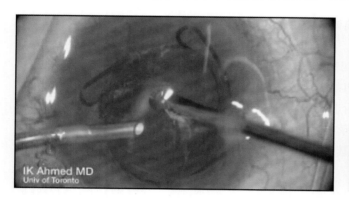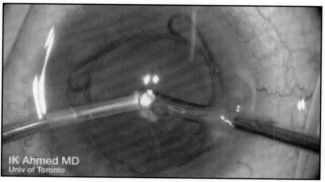

前段玻璃体切割术可使用曲安奈德给玻璃体染色。注意玻璃体切割头位于灌注针头的正后方,在这种情况下,使用高的切割速度和中等负压来清除玻璃体(CUT/IA 模式)。

将前房内的玻璃体切割干净后,可以使用不带切割的高负压模式来清除囊袋内的皮质(IA/CUT 模式)。交换双手器械和使用多个切口有助于清除整个前房内的碎片。

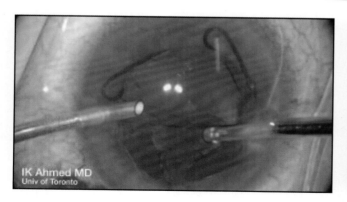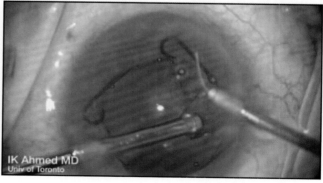

维持前房非常重要。任何时候从眼内取出器械,都应使用平衡盐溶液和(或)弥散型黏弹剂来维持前房,以防止前段玻璃体脱出。

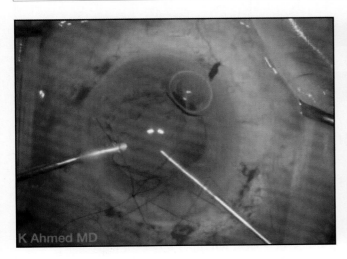 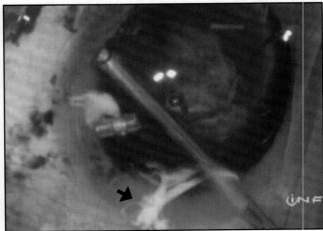

较大的切口(如主切口)一定要缝合。玻璃体会沿着阻力最小的方向移动,较大的切口更容易发生玻璃体脱出。如右图(箭头)所示。

(武哲明 译　唐琼燕 校)

第14章 人工晶状体光学部前囊口夹持固定术

引言

IOL 光学部前囊口夹持固定术可确保 IOL 睫状沟内固定的稳定性和居中性。本质上,其是将 IOL 襻与光学部固定在不同的平面上。光学部夹持可应用于后囊膜破裂,但有足够前囊膜支撑的情况,将一枚三片式 IOL 的襻固定于睫状沟,光学部放置于囊袋中,并远离虹膜。

要点

- 该技术需要合适的撕囊大小和形状。理想情况下,囊口为连续的环形撕囊,呈圆形,应略小于光学部。
- 在前囊膜撕裂或有裂口的情况下进行 IOL 光学部夹持,会使囊膜呈放射状裂开,情况会更糟糕。
- 光学部夹持不能应用于悬韧带薄弱的病例中,相关的操作可能会使悬韧带疾病恶化。
- 可使用三片式 IOL 进行光学部夹持。
- 对于一片式 IOL,应进行光学部反向夹持,因为一片式丙烯酸酯 IOL 的襻不能放置在睫状沟。

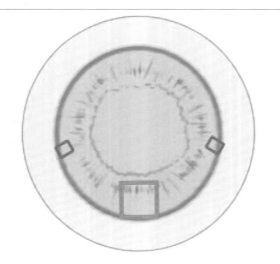

- 标准主侧切口超声乳化手术。

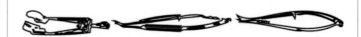

- Kuglen 虹膜钩。
- Sinskey 调位钩。
- 23-G 显微手术器械,包括显微眼内钳。
- 乙酰胆碱。

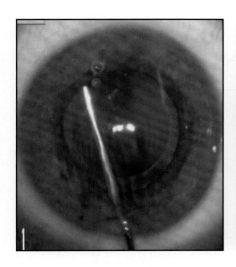
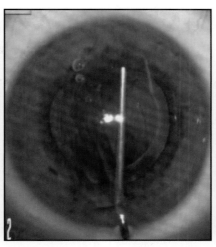
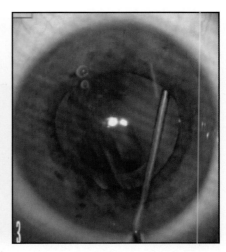

　　将内聚型黏弹剂注入鼻侧虹膜下,并将其与前囊膜分离,从而为放置 IOL 的襻创造空间。这一步对于防止将襻植入囊袋内是重要的。

　　将 IOL 完全植入睫状沟,以便进行光学部夹持。当开始推注 IOL 时,前襻从推注器中平行于虹膜平面推入,并滑进睫状沟而不进入前囊膜下。随着前襻的显露,需要将推注器顺时针旋转。随着 IOL 的继续推注和光学部的出现,IOL 将会出现翻转的趋势——这时应逆时针旋转推注器以防止出现这一现象。如果使用螺旋式推注器,应缓慢推注。可将后襻留在眼外,使用 Kuglen 虹膜钩或 Sinskey 调位钩在光学部和襻连接处将后襻旋转至睫状沟内。成功将 IOL 植入睫状沟后,通过前囊膜撕囊口可实现光学部夹持。请参阅下图中的"魔法之手";通过注意推注器"翼"的位置来理解旋转。

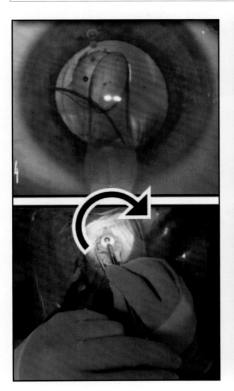
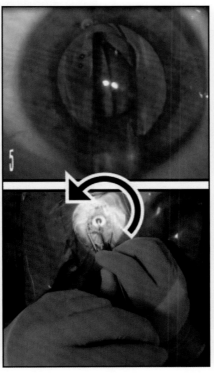
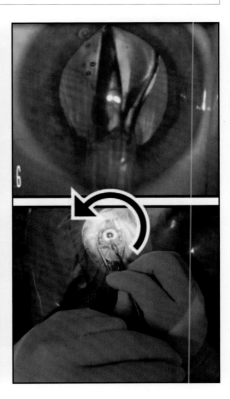

通过 Kuglen 虹膜钩卡在光学部和襻连接处旋转 IOL，并引导后襻进入睫状沟。

使用 Sinskey 调位钩轻轻将光学部的一侧边缘推入至撕囊口后方。襻必须保持在囊膜前方。

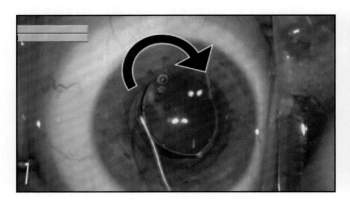

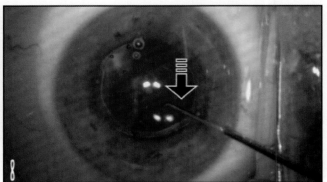

在前囊口下滑动 IOL 光学面的一边，使 180°对侧的光学面边缘同样进入前囊口下方。重要的是用 Sinskey 调位钩在距光学部和襻连接处 90°的位置施加压力，以确保充分夹持。也可以用非优势手持 Kuglen 虹膜钩拉伸撕囊口边缘，而用优势手持 Sinskey 调位钩使余下的光学部滑动至撕囊口下。一个大小合适的撕囊口可以使这一步更容易——撕囊口应该足够大，可以让 IOL 通过，但又要足够小，可以支撑起整个 IOL 的光学部。通常 5~5.5mm 是理想的。

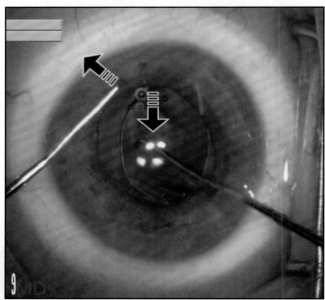

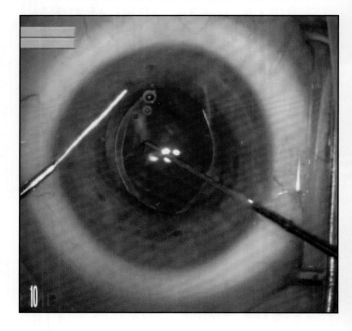

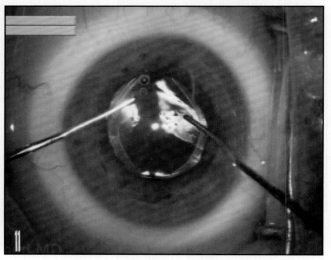

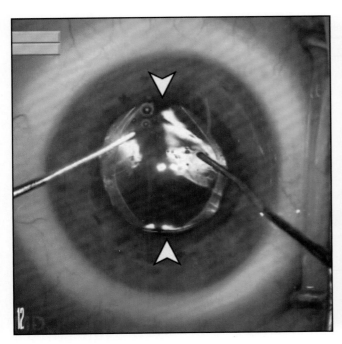
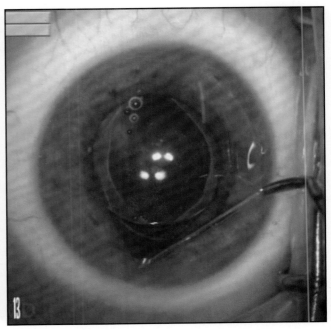

　　此时,撕囊口的形状应该是椭圆形而不是圆形,其最大直径对应于光学部与襻的连接处(箭头所示,12),并且撕囊口弧度发生改变。

　　如果有圆形部分,应重新检查 IOL 光学部是否正确的夹持。这可以通过使用 Kuglen 虹膜钩在所有 4 个象限拉开虹膜(13,14),并确保撕囊口边缘覆盖 IOL 光学部(除了光学部与襻连接处外,都位于撕囊口下方)。最后,可在前房内使用缩瞳剂。

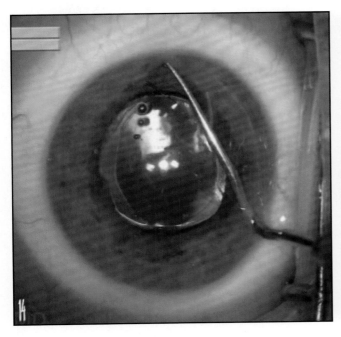
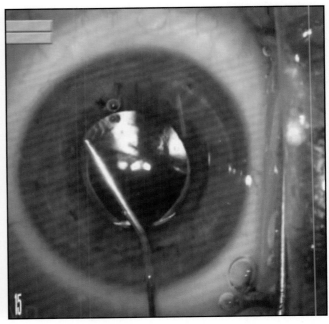

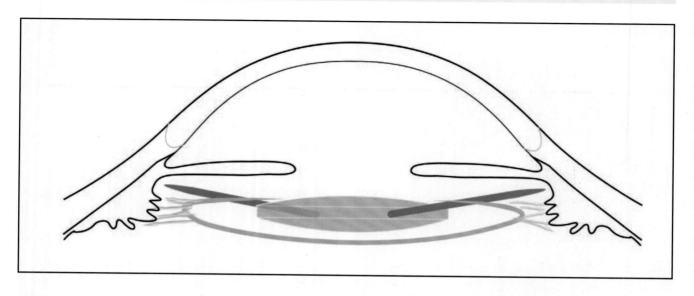

（唐琼燕　译　武哲明　校）

第15章 人工晶状体光学部后囊口夹持固定术

引言

　　IOL 光学部后囊口夹持是在实施后囊膜撕囊术后,将 IOL 的光学部放置在后囊口后方。在一些情况下,进行光学部后囊口夹持是有益的。如果前囊膜撕囊不连续,仍然可以将 IOL 植入睫状沟并通过后囊膜进行光学部夹持。在散光型 IOL 旋转稳定性有问题的情况下,可以进行光学部后囊口夹持以保持 IOL 在合适的位置。此外,在儿童白内障患者中,可以进行后囊膜撕囊术,而不需要行玻璃体切割术,因可通过后囊口行 IOL 光学部后囊膜后夹持,以阻隔玻璃体并确保 IOL 的稳定性。

要点

- 后囊口应该有足够大小——大约 4.5mm,以便能够行 IOL 光学部夹持。
- 当行后囊膜切开时,将 27-G 皮下针头安在黏弹剂套管的末端,以便在切开后囊膜后立即注入弥散型黏弹剂,以阻隔玻璃体。
- 确保在使用黏弹剂前排气,这样气泡就不会妨碍视线。眼后节的气泡很难被去除,因为抽吸会引起玻璃体向前脱出。
- 如果有后囊膜裂开,将其处理成连续的环形囊口是最佳的;否则,可能发生后囊膜撕裂。

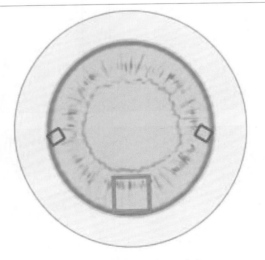

- 标准主侧切口超声乳化手术。

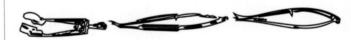

- 显微手术器械,包括显微镊。
- 27-G 皮下针头。
- Sinskey 调位钩和 Kuglen 虹膜钩。

　　一旦白内障或 IOL 被去除，必须进行后续步骤以确保后囊口居中。使用内聚型黏弹剂轻微充盈拉伸囊袋，避免过度充盈，因为这将使后囊膜过度偏后，难以完成后囊膜环形撕囊。用一根 27-G 的皮下针头穿过后囊膜的中心，刺破一个小开口，而后立即将弥散型黏弹剂通过开口缓缓注入，避免过度充盈，否则后囊口向前过度膨曲，造成撕裂。

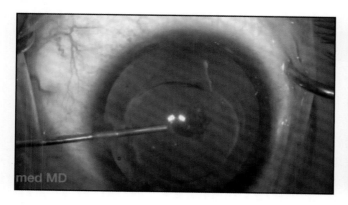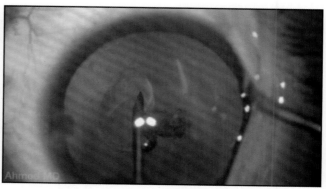

　　显微眼内镊被用于创建一个连续的环形撕囊。应注意后囊膜撕囊的矢量力与前囊膜撕囊的矢量力不同，后组悬韧带比前组悬韧带提供的牵引力更小。采用弥散型黏弹剂，以保证玻璃体被阻隔。囊袋内充满内聚型黏弹剂，为 IOL 植入囊袋内创造了空间。前期后囊膜后面过度充盈黏弹剂会使 IOL 植入囊袋内这一步变得不太顺畅。

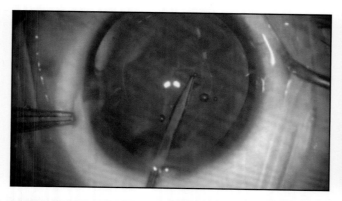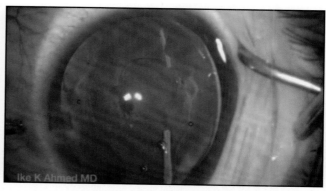

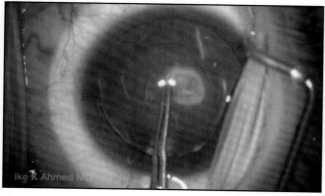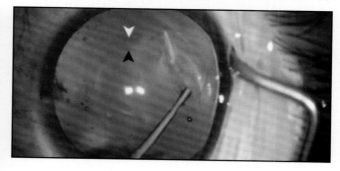

白色箭头所示：前囊膜撕囊口边缘。
黑色箭头所示：后囊膜撕囊口边缘。

- 将 IOL 推注器的前端伸入前房内,推注 IOL 入囊袋,使 IOL 位于前囊膜之后、后囊膜之前。准备另一把辅助器械,在 IOL 完全展开前将 IOL 植入囊袋内。
- 对于散光型 IOL,在进行光学部后囊口夹持前先定位 IOL。
- 建议缝合大的主切口,即使是临时打结,也可以防止前房变浅和玻璃体脱出。

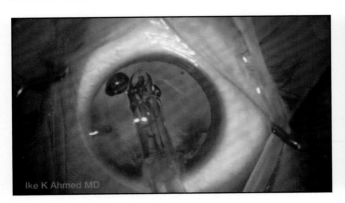
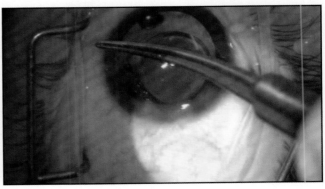

- 用钝性冲洗针头或 Sinskey 调位钩将 IOL 光学部推入后囊口之后,采用与前囊口光学部夹持相似的方式在光学部的对侧重复操作(见第 14 章)。
- 用带钝性冲洗针头的平衡盐溶液小心地手动清除黏弹剂,以防止前房变浅和玻璃体脱出。
- 由于不是所有的黏弹剂都可以被清除干净,患者至少应在最初几天内使用降眼压药物。

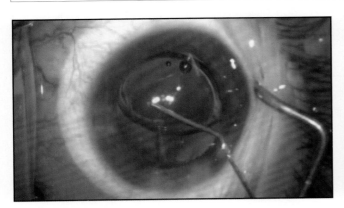
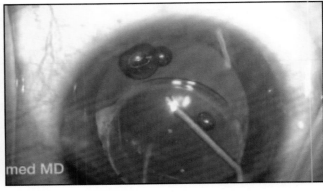

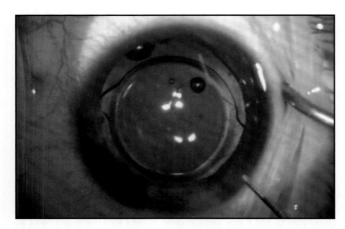

当 IOL 光学部在后囊口后方被充分夹持时,撕囊口呈椭圆形,其尖端对应于光学部和襻的连接处。

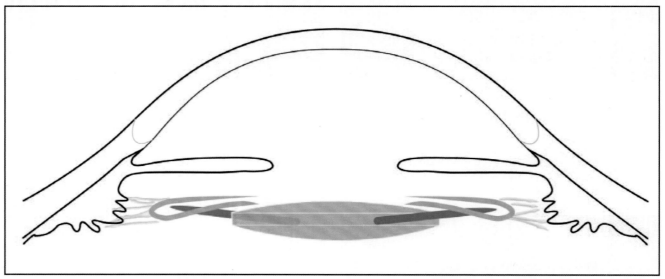

IOL 光学部后囊口夹持:注意 IOL 的襻在囊袋内,而光学部被夹持在后囊膜撕囊口的后方。

如何行 IOL 光学部双囊口夹持

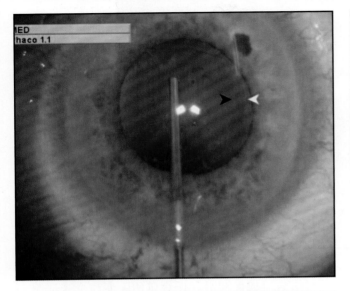

如何进行 IOL 光学部双囊口夹持

在有完整的周边囊膜和合适的囊口大小(理想值应小于 6mm)的情况下,可以使用 IOL 光学部双囊口夹持技术。其通常用于 IOL 置换时,前囊膜和后囊膜粘连的情况下。如果尚未实施后囊膜撕囊术,可在术中进行,具体操作方法可参考本章前面提到的初次后囊膜撕囊术,重要的是应确保这种撕囊小于 5.5mm。弥散型黏弹剂填充在玻璃体前表面,而睫状沟被内聚型黏弹剂充盈,从而在其间可植入三片式 IOL。术者使用 Sinskey 调位钩和 Kuglen 虹膜钩,将与襻和光学部连接处呈 90°的两个光学部边缘放置到粘连的前、后囊膜之下,一次一边。这样操作后,IOL 光学部将位于后囊膜的后方,而襻将固定在前囊膜的前方,并位于睫状沟中,由此,完成光学部双囊口夹持。IOL 光学部安全且稳定,最大限度地减少 IOL 混浊,襻在睫状沟也很稳定。三片式 IOL 向后凸起的设计很容易实现这种操作。

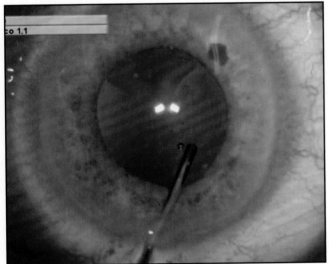

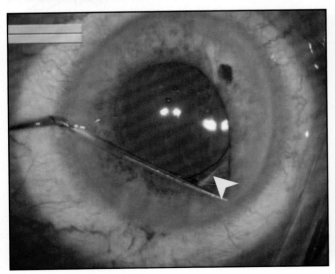

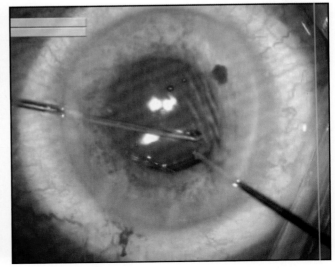

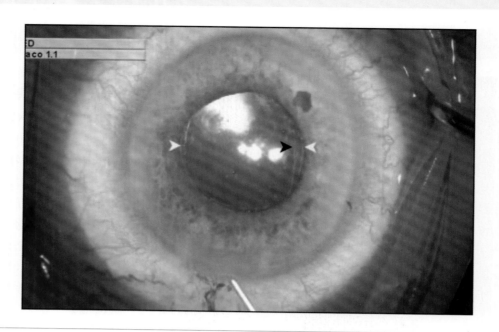

　　确保 IOL 光学部在前囊膜和后囊膜的后方,其可以通过撕囊口成椭圆形和撕囊口的弧度改变来证明。白色箭头表示前囊口边缘,黑色箭头表示后囊口边缘。

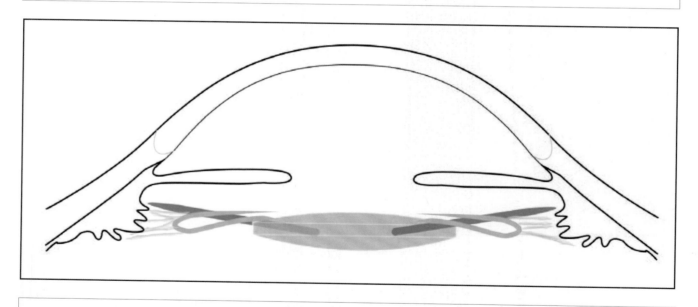

　　IOL 光学部双囊口夹持:注意 IOL 的襻是固定于睫状沟中,光学部是夹持于前囊口及后囊口的后方。

(唐琼燕 译　武哲明 校)

第16章 一片式人工晶状体光学部反向夹持固定术

引言

光学部反向夹持是 IOL 的光学部夹持于前囊膜撕囊口的前方,而襻保留在囊袋内的技术。当囊袋居中但后囊膜破裂时,该技术可用于复位脱位的 IOL。也可用于治疗 IOL 负性眩光和防止散光型 IOL 在大囊袋中的旋转。

要点

• 撕囊口必须足够小,以支撑 IOL 的光学部;否则光学部会掉回至囊袋中。对于一片式丙烯酸酯 IOL 尤其如此。

• 该技术可用于一片式或三片式 IOL。

• 为了在某些情况下使用甲基丙烯酸甲酯 IOL 或当撕囊口太小时,可以用显微剪在前囊口上做松解切口。为了获得大小合适的撕囊口,应必须小心,因为当有明显的作用力时,一个小裂口有时会导致放射状撕开;因此,可能需要在撕囊口均匀分布做多个放射状剪开。

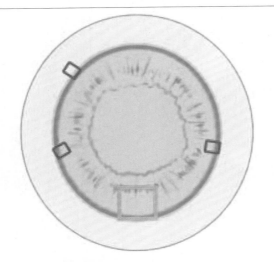

• 标准切口配置,如有必要可额外进行穿刺口。

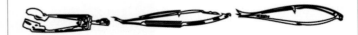

• Kuglen 虹膜钩。
• Sinskey 调位钩。
• 内聚型和弥散型黏弹剂。
• 显微手术器械,包括显微镊。

用显微镊将囊口与光学部分开,在这个空间中插入一个 Sinskey 调位钩,该 Sinskey 调位钩可通过按压囊膜下的 IOL,将囊膜与 IOL 机械分离。轻轻抬起显微镊可以保持空间开放,以放置内聚型黏弹剂的针头。黏弹剂可用来钝性分离光学部边缘和襻与周围的粘连,从而游离 IOL。更多细节见第 24 章。

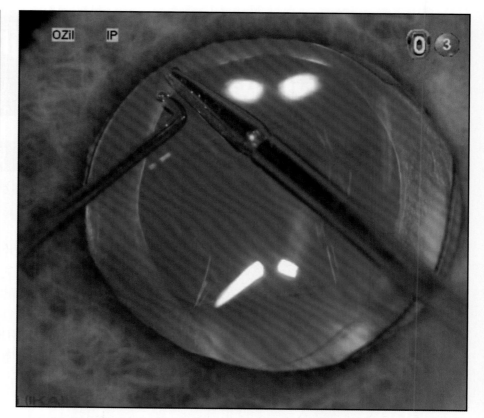

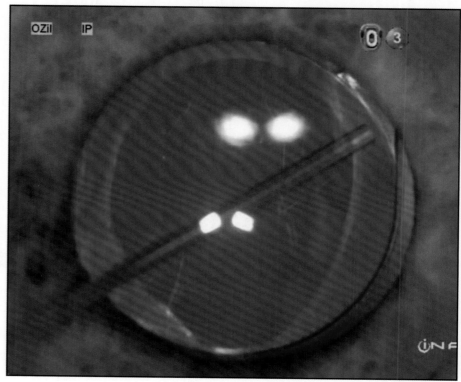

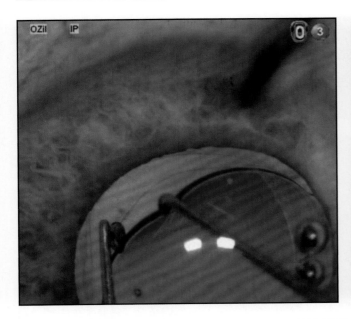
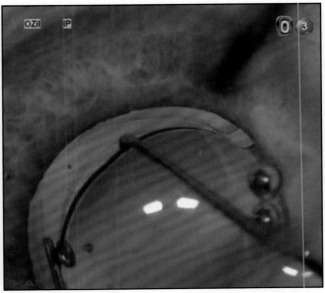

　　除了光学部和襻连接处外,IOL 光学部必须位于前囊膜的前方。上面的图像显示了一种双手操作法,Sinskey 调位钩固定住 IOL 边缘的一个点,同时用 Kuglen 虹膜钩钝性游离 IOL 光学部边缘,将其从粘连中释放出来并向前翘起。一旦边缘游离,两个钩子可以用"筷子"的方式,将光学部的半边移动至撕囊口上方。在光学部的对侧重复这一操作。

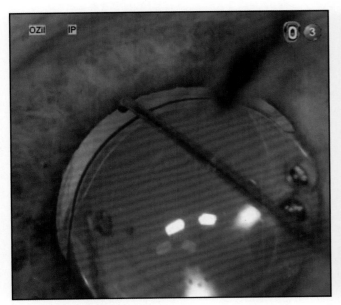
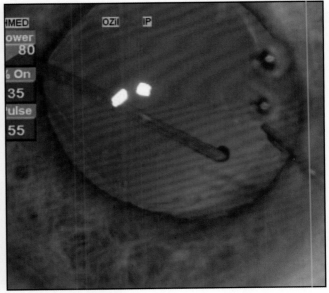

　　Kuglen 虹膜钩也可以用来拉开前囊膜，为 IOL 光学部提供通过的空间，同时使用 Sinskey 调位钩辅助将光学部提起向前。在某些情况下，必须旋转 IOL，以最大限度地增加光学部与囊膜的重叠。当后囊膜完整时，这一操作可以在囊袋内完成，但当后囊膜受损时，应将整个 IOL 移入睫状沟内旋转更安全。一旦定位正确，可以使用 Sinskey 调位钩和显微镊将襻塞回至合适的位置。

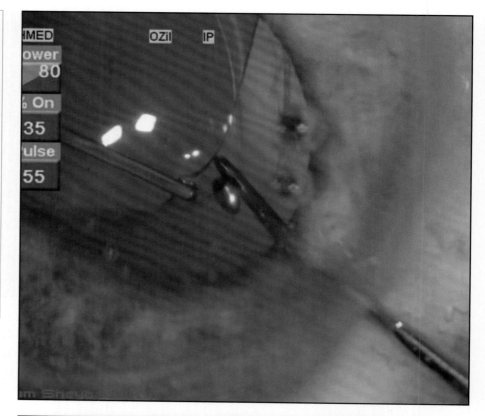

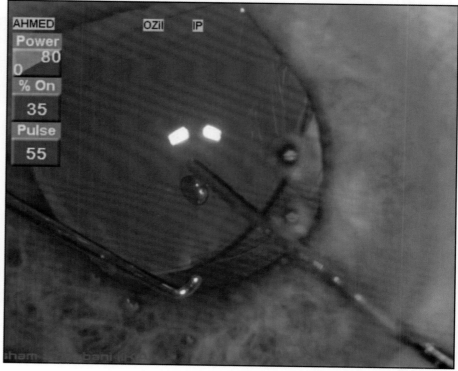

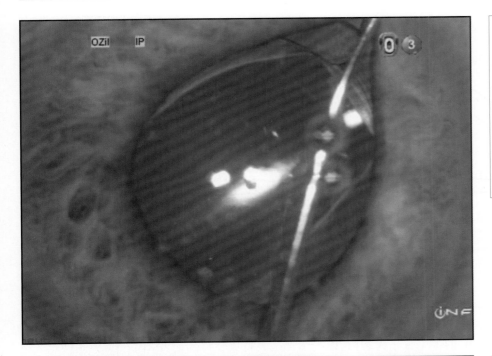

当重新定位结束时，使
用 Kuglen 虹膜钩拉开瞳孔至
周边，确定襻仍在囊袋内。撕
囊口此时应是椭圆形，其顶
点位于 IOL 光学部和襻的连
接处。襻上应有一个桥状囊口
缘，光学部的其余部分应该在
撕囊口边缘之上。

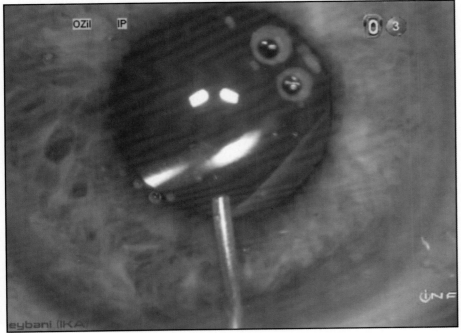

用 27-G 冲洗针头手动
清除黏弹剂。

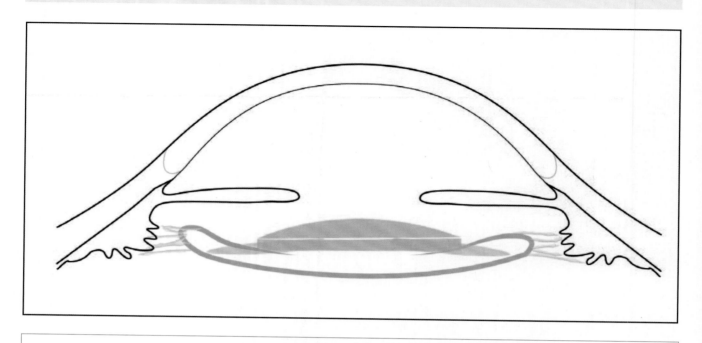

　　IOL 光学部反向夹持:注意 IOL 的襻是置于囊袋内,而光学部是夹持撕囊口的前方。

(唐琼燕 译　武哲明 校)

第 17 章 房角支撑型前房人工晶状体植入术

引言

　　房角支撑型前房人工晶状体(ACIOL)是一种可以在无囊膜支撑下植入的一片式甲基丙烯酸甲酯 IOL,ACIOL 不需要眼内缝合,而且比虹膜夹持型人工晶状体更容易放置。ACIOL 的另一个优势是其在世界范围内的广泛适用性。

要点

- 准确地选择 ACIOL 大小是非常重要的,ACIOL 通常比测量的白到白的距离长 0.5mm,而且 ACIOL 必须放置在测量的白到白的同一方向。
- 需要行周边虹膜切除术或虹膜切开术,以防止瞳孔阻滞。
- 由于 IOL 襻有两个弯曲,因此正确的定位是关键。
- IOL 拱顶应该在前面,当正确放置时,IOL 襻成反"S"形。定位不佳会增加虹膜擦伤的风险。
- 透明角膜切口可以减少虹膜脱出以及避免结膜损伤,为将来的青光眼手术留下空间。
- 应该避免造成 IOL 滑动,除虹膜支撑作用非常差外,IOL 滑动会使切口裂开,导致前房变浅和玻璃体脱出。
- 当大部分 IOL 光学部进入前房后不要"推压"IOL,这可能使 IOL 进入瞳孔后方。相反,这个时候应该用 Sinskey 调位钩或 Kuglen 虹膜钩从侧切口将 IOL 拉入前房。
- IOL 尺寸过大会使瞳孔变大。
- IOL 尺寸过小容易旋转,会导致虹膜磨损。
- 瞳孔大于 IOL 光学部时应进行瞳孔缝合,以防止单眼复视。
- 过度散大的瞳孔有时不能提供足够的支撑力,较罕见的情况,可能发生 IOL 移位并通过瞳孔。

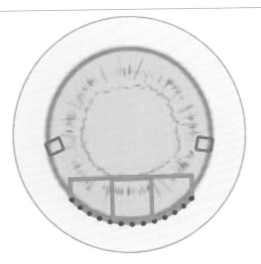

- 角膜缘 300μm 深的槽。
- 斜面、三平面 6mm 角膜切口。
- 一对对称的穿刺口。

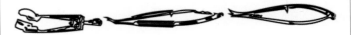

- 1.2mm 侧切口刀和 3mm 角膜刀。
- 用于周边虹膜切除术的玻璃体切割头。
- 显微手术器械,包括显微眼内钳和显微眼内剪。
- 内聚型和弥散型黏弹剂。
- 乙酰胆碱。

- 用卡尺测量白到白的距离,IOL 的尺寸比测量的最大白到白距离大 0.5mm。为了找到最佳位置,防止 IOL 过小或过大,通常需要测量多个方向的白到白距离。
- 注射乙酰胆碱进入前房(AC),以收缩瞳孔。
- 如果怀疑玻璃体通过瞳孔溢出到前房,可使用曲安奈德对玻璃体进行染色以帮助观察,必要时可行少量前段玻璃体切割术。

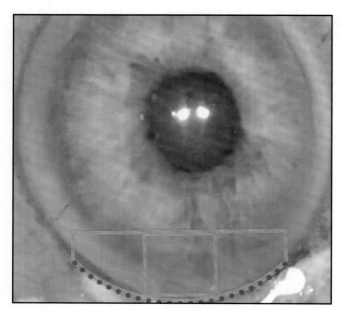

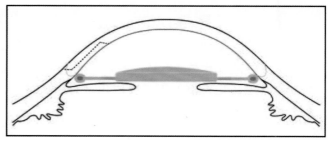

制作角膜切口,首先制作一个 6mm 长,300μm 深的角膜缘切口,用角膜刀进入这个凹槽,制作一个三平面角膜切口。制作一个好的角膜切口可以使 IOL 的植入更加容易,而且可以避免 IOL 后襻的脱出。

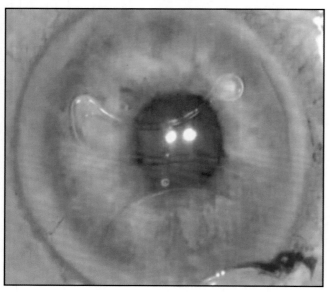

可用弯的无齿摄夹住 IOL 通过透明角膜切口,在植入过程中应注意方向,因为在前房内旋转IOL 是不可取的,这可能导致虹膜或房角结构损伤。

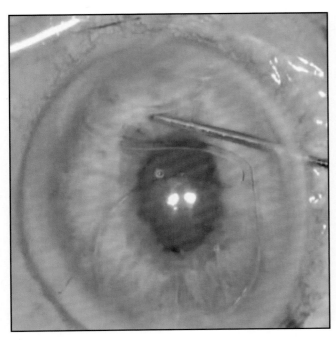
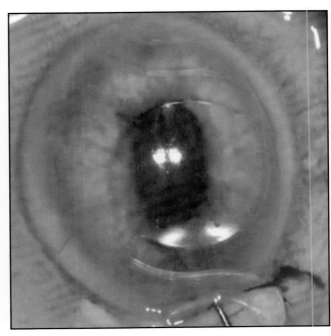

- 当大部分 IOL 光学部位于前房时,用 Sinskey 调位钩从侧切口将剩余的 IOL 光学部拉入前房。
- 使用 Sinskey 调位钩或 Kuglen 虹膜钩从角膜切口将晶状体后襻推入前房。
- 如果有必要,IOL 的旋转可以通过将晶状体襻末端拉向瞳孔使其离开房角,同时采用小的旋转动作和推动近端的襻(同时和连续)的方式,直到 IOL 到达所需的方向。应注意避免过度旋转。

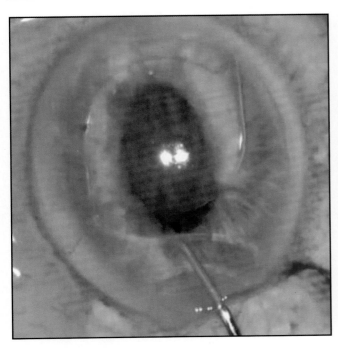
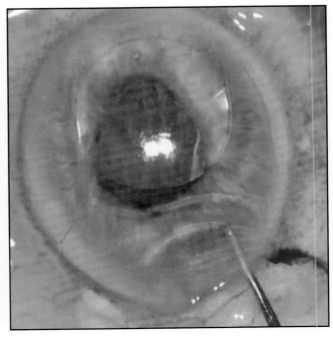

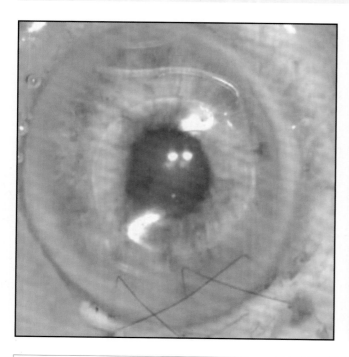
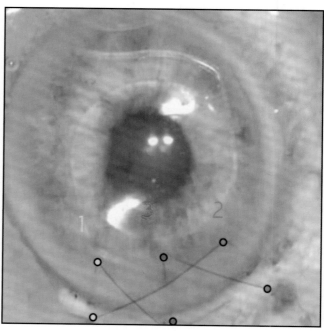

- 角膜切口可采用连续缝合或间断缝合。在右上方的图片中展示了连续缝合的顺序。关于这种缝合技术的更多信息,请参见第 18 章。
- 应进行周边虹膜切除术,以防止瞳孔阻滞,我们的首选是使用玻璃体切割机,并在 IA/CUT 模式下完成。
- 在维持好前房深度的情况下手动清除黏弹剂,术后可根据需要口服或局部使用降眼压药物。

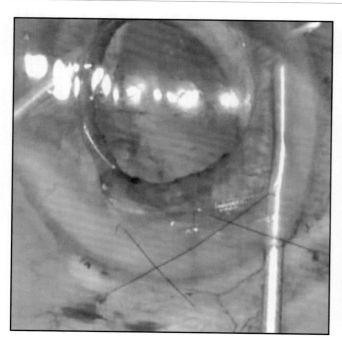
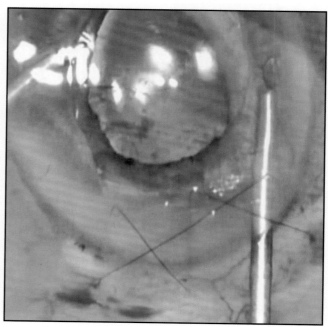

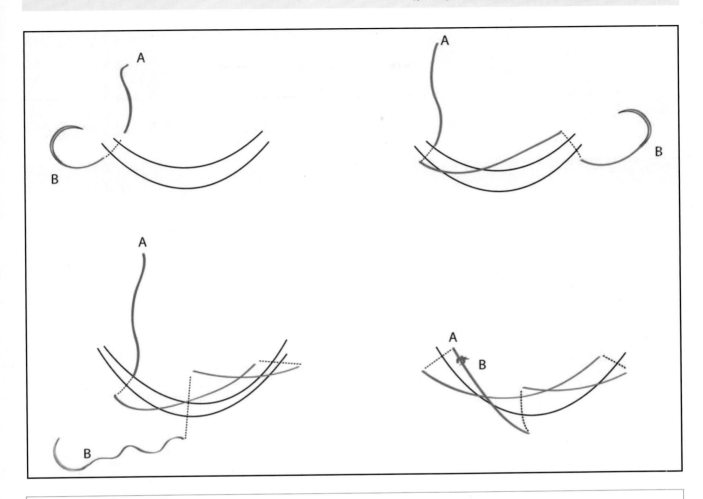

角膜"XX"缝合:第一针通过角膜切口的一端,第二针在角膜切口另一端,第三针在角膜切口中心,然后将 A 和 B 末端打结。埋线时,应使用比较容易的双手法,一手推着一股缝线,另一手边向同一方向牵拉。

(武哲明　译　唐琼燕　校)

第18章 虹膜夹型人工晶状体植入术

引言

　　虹膜夹型 IOL 与房角支撑型 ACIOL 相比具有潜在的优势，因为其有独特的固定方法，而且没有精确的尺寸要求。虹膜夹型 IOL 只需要设计适合成人前房大小和儿童前房大小的尺寸。其被固定在虹膜上不能旋转，但仍然存在小概率偏斜和脱位的风险。根据前房解剖结构和内皮细胞丢失情况的考虑，这种功能的 IOL 可以固定在虹膜的前表面或后表面。

要点

　　● 术前内皮细胞计数非常重要。如果有内皮细胞失代偿的可能，我们建议将虹膜夹型 IOL 固定于虹膜后表面。

　　● 在植入虹膜夹型 IOL 前，应仔细做好玻璃体切割术和详细的虹膜检查的准备。

　　● 由于 IOL 有前拱，因此要注意方向。

　　● 将 IOL 拉入眼内，而不是将其推入。这可以避免切口裂开、虹膜脱出、低眼压、玻璃体脱出，以及 IOL 被推到虹膜后面。

　　● 虹膜周切口应该尽量位于周边避开 IOL 的位置。避免周切口过大发生眩光。确保虹膜周切口后侧没有玻璃体(玻璃体会阻塞虹膜周切口导致瞳孔阻滞的发生)。

　　● 由于黏弹剂有可能没有被清除干净，因此术后要使用降眼压药物和(或)口服乙酰唑胺 2~3 天。

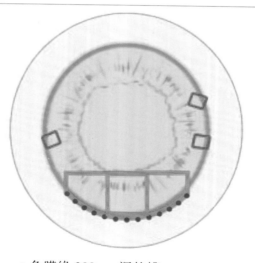

● 角膜缘 300μm 深的槽。
● 斜面、三平面 6mm 角膜切口。
● 一对对称的穿刺口。
● 额外的穿刺口，用于将 IOL 襻固定在相应的虹膜上。

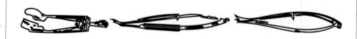

● 侧切口刀和主切口刀。
● 显微手术器械，包括显微打结镊。
● 显微手术器械，包括显微眼内镊。
● 10-0 尼龙线用于缝合。
● 无防腐剂曲安奈德用于玻璃体切割术后。
● 乙酰胆碱。

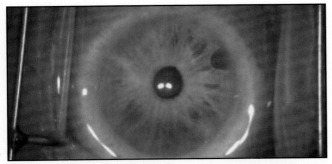

在本章中,我们在一位外伤后无晶状体眼的患者眼内植入一个虹膜夹型 IOL,这位患者有一个之前做的虹膜周切口。

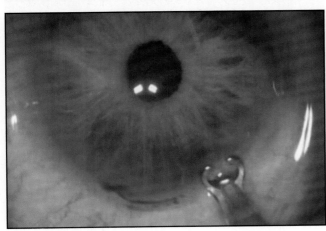
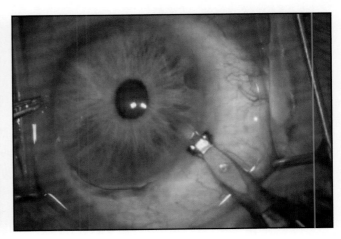

在角膜缘制作一个 6mm 长,300μm 深的三平面切口,从这个切口进入前房前应先创建侧切口(见切口示意图)。

弥散型黏弹剂用于保护角膜内皮,内聚型黏弹剂用于形成前房,而且少量的弥散型黏弹剂可形成瞳孔阻滞,防止玻璃体脱出。

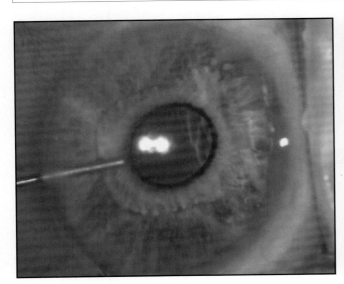
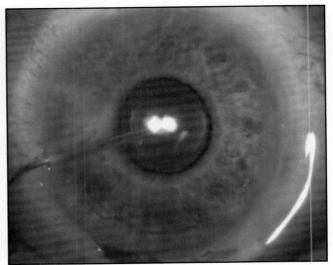

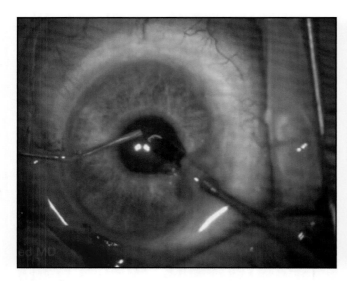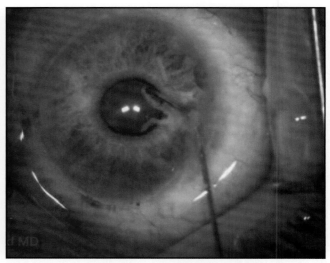

必要时需要行前段玻璃体切割术,稀释的曲安奈德(Kenalog)可以对玻璃体染色,从而使其观察更清楚。当进行玻璃体切割术时,高切割速率和低流速线性抽吸是我们的首选设置。前房的玻璃体在手术过程中应尽可能全部切除,但应避免玻璃体切除过多而引起的继发性低眼压。

三平面切口结构可确保切口充分愈合,并最大限度地减少散光。用 2.75~3mm 的角膜刀在之前制作的角膜切口(蓝色虚线)的中心进入前房,然后分别向左和向右扩大切口。

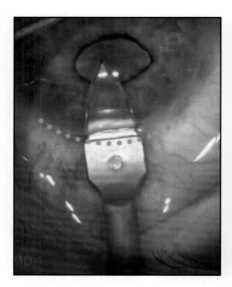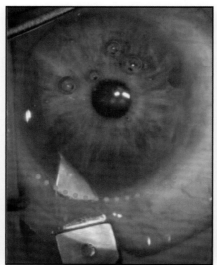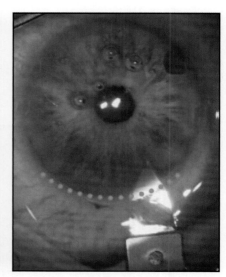

夹住 IOL 的光学部将 IOL 植入前房(图 1),植入 IOL 的时候不要抬起切口的前唇,防止前房变浅。然后用 Sinskey 调位钩将 IOL 移到瞳孔中心(图 2)。

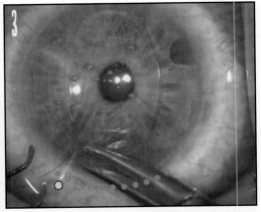

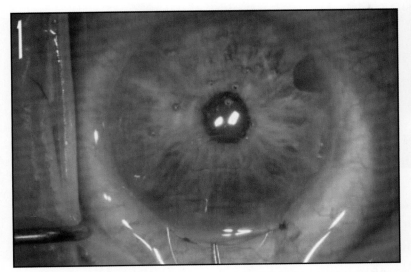

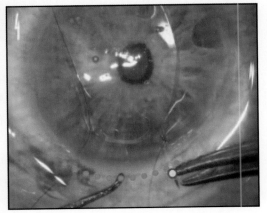

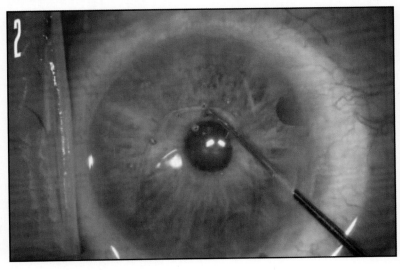

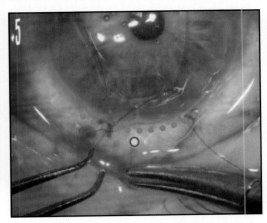

图 3 至图 6 显示了我们首选的"XX"连续缝合方法用来缝合大切口。蓝色虚线表示切口的范围,黄色圆点表示针穿过的地方。当缝合时,可以打一个临时的结来固定伤口,稍后调整缝合张力,再打一个永久的结。

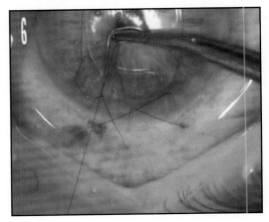

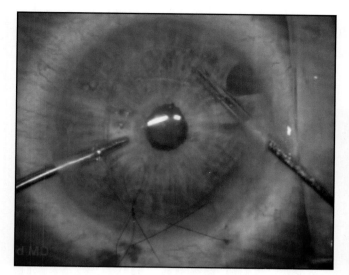

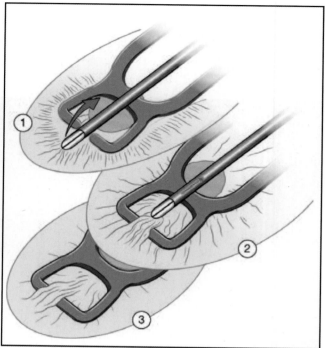

利用专用显微器械双手配合固定 Artisan IOL。左图:显微打结镊固定 IOL 光学部,同时虹膜镊抓取周围虹膜组织。这个动作在右图中有详细说明。①在 IOL 襻固定位置的周边抓取较多的虹膜组织。②将虹膜组织向瞳孔方向和角膜顶点方向牵拉,使虹膜纤维穿过 IOL 爪间,并能轻轻挤开 IOL 爪。③将虹膜固定在 IOL 爪子之间,位置和瞳孔大小可稍后调整。注意在操作过程中不要移动 IOL,只有操作虹膜镊的手在移动。

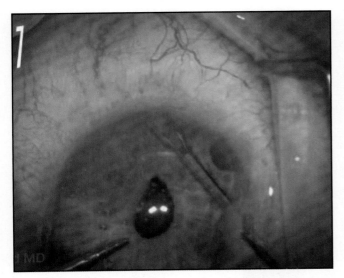

远端襻（图 7 和图 8）和近端襻（图 9）的固定。注意持显微打结镊的手的位置没有改变，应保持低位且平行于虹膜平面，这样可以减少 IOL 的移动和倾斜。远端襻的固定可通过侧切口来完成。对于近端襻可以使用主切口进行固定，使用抬手抓握法，从而实现更垂直的定位。

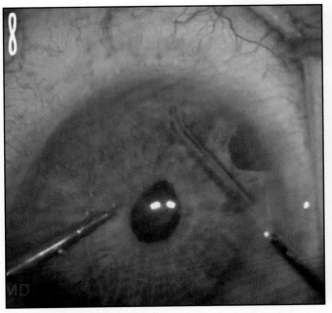

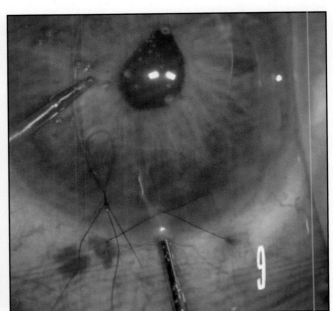

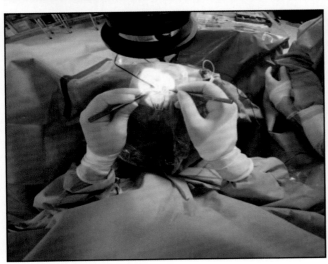

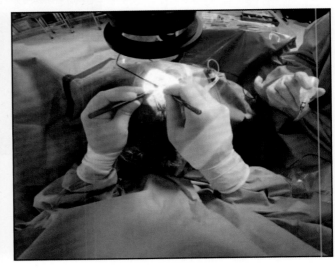

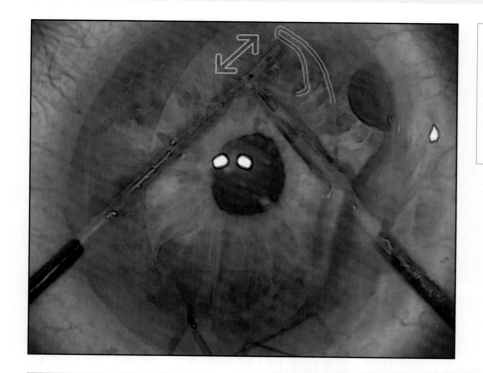

　　IOL 的最终位置可以通过显微眼内钳抓取更多的中心的虹膜组织,然后根据需要在 IOL 襻的内侧推或外侧拉来调整。IOL 结构已在概述中介绍。黄色箭头表示 Sinskey 调位钩的移动方向。

　　IOL 襻固定成功后,经常会遇到瞳孔呈椭圆形的情况。为了避免该情况的发生,可以用虹膜镊将瞳孔边缘拉向瞳孔中心,同时用 Sinskey 调位钩对 IOL 光学部边缘或襻中心边缘进行反向牵拉。箭头表示器械的移动方向。

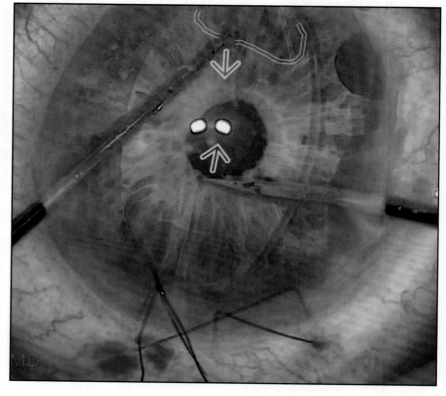

常规的虹膜周切是防止瞳孔阻滞的重要手段。如果没有周切口,可使用玻切机制作一个。使用最低的切割速度与适宜的负压。利用负压吸引和玻切头抓取周边虹膜(在脚踏 2 位置),利用脚踏位置 3 制作单个周切口,然后确保切割的虹膜组织全部被吸除。为防止玻璃体嵌顿,通过高切割速率切除一定的玻璃体是必要的。另一种方法是使用显微眼内钳和显微眼内剪。

为了防止前房变浅和玻璃体脱出,我们倾向于手动抽吸黏弹剂,可以通过在前房注入少量的平衡盐溶液,然后在 3mL 注射器上用 Rycroft 套管(Beaver-Visitec)抽吸来实现。黏弹剂抽吸过于干净可能会有玻璃体脱出的风险,因此保留少量的黏弹剂是可以接受的。术后眼压升高可以通过使用局部或口服降眼压药物治疗,这种眼压升高通常是短期的。切口缝线打结后,可以用双手推-拉的方法来实现埋藏线结,方法是用一只手推一股缝线,另一只手向相同的方向牵拉。

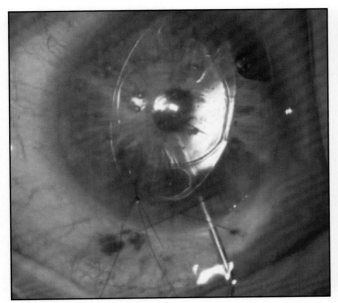 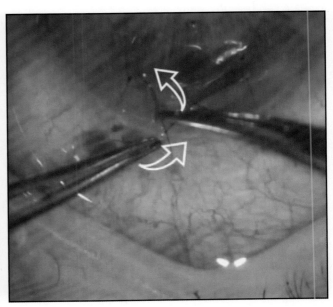

(武哲明　译　唐琼燕　校)

第 19 章　经虹膜人工晶状体缝合固定术

引言

对于无囊膜支持的患者,特别是内皮细胞功能较差的患者,虹膜固定缝合是一种很好的选择。巩膜固定缝合需要巩膜"隧道"和结膜切口,而虹膜固定不需要。将 IOL 缝合于睫状沟,应该把囊袋内放置作为目标。年轻患者或预期寿命较长的患者一般不选择该技术,因为缝合线可能会随着时间的推移而断裂。小的瞳孔直径是比较理想的;否则可以进行瞳孔成形术以缩小瞳孔,或者在 IOL 与虹膜缝合时使用 IOL 滑板来支撑 IOL。

要点

- 必须对折 IOL,这样襻都在同一侧。
- 将 IOL 放置在温的平衡盐溶液中可以促进折叠——冷的 IOL 材料会使折叠困难,因为其是硬的。坚硬的材料需要更多的力量,这就有可能使 IOL 从镊子中滑出。
- IOL 襻初始放置在距离虹膜对接部位 1 个钟点的位置。如果在离虹膜的计划点太远的地方对位,开始的操作可能会很困难。
- 进行彻底的玻璃体切割术。
- 采用涂刷的方式,在虹膜上注射少量的乙酰胆碱。这些操作阻止黏弹剂溢出,并将药物置于虹膜表面,帮助瞳孔收缩。
- 不要将缝线打死结,直至 IOL 放置在瞳孔后方的目标位置,这样有利于实现瞳孔居中。第一次打结的时候不要太紧,这会嵌顿虹膜。
- 避免缝合太靠近瞳孔边缘,这样会限制瞳孔扩大。
- 为了防止 IOL 日落现象,建议在 12 点钟和 6 点钟缝合襻。

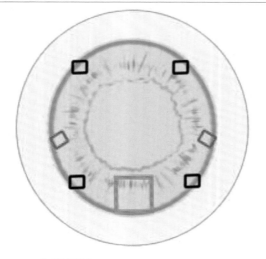

- 主侧切口。
- 用于虹膜缝合的穿刺口。

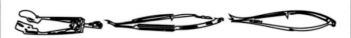

- 显微手术器械,包括显微眼内镊。
- 带角度的 Kuglen 虹膜钩。
- 带角度的 Sinskey 调位钩。
- CIF-4 或 PC-7 针上的单针 9-0 聚丙烯缝线 (Ethicon , Inc)
- 显微手术器械,包括显微眼内剪。
- 27-G 钝针头用于对接(黏弹性针头很适合该操作)。
- 人工晶状体折叠镊,如 Steinert 折叠镊。
- Buratto 人工晶状体钳(ASICO)。
- 乙酰胆碱。

第一部分:虹膜缝合二期人工晶状体植入术

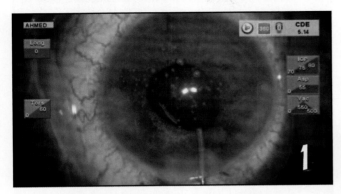

如果瞳孔>6mm,应在注入黏弹剂前将氯化乙酰胆碱制剂注入前房以收缩瞳孔。如果已经存在黏弹剂,可用钝针头在虹膜上刷涂氯化乙酰胆碱制剂也会收缩瞳孔,因为注射药物不起作用。

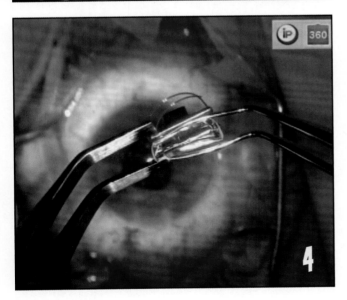

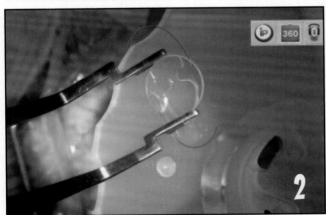

- 将 IOL 置于温的平衡盐溶液中几秒钟。
- 然后用折叠镊子夹住 IOL,每一个襻均靠近镊子平台。
- IOL 沿着轴线折叠,这条轴线将两个襻平分,使一个襻折叠到另一个襻上面。镊子将光学部对折,襻相互交叉,从而形成尖端朝向光学部弯曲的襻。当 IOL 朝向正确、折叠发生时,后襻被向后折叠,而不是向前折叠,与前襻的方向是相反的。
- 然后将 IOL 转换给 IOL 植入镊,使前襻在上面。通常,这意味着光学部的折叠面是在右边的,而卷曲的襻是在左边的。

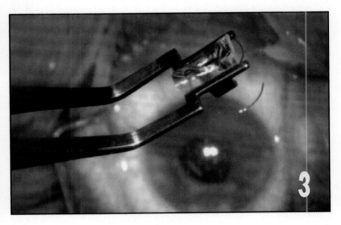

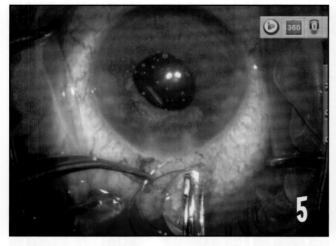

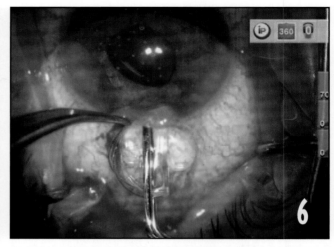

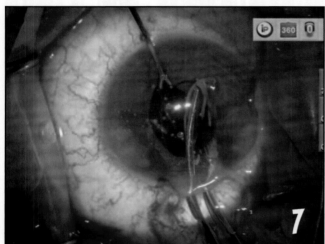

- IOL 通过主切口植入眼内，襻可能会卡在切口，使用打结镊可以使 IOL 襻进入更容易。一旦进入前房，手就会逆时针旋转，这样襻就穿过瞳孔，而光学折叠部则指向内皮细胞。

- 将镊子缓慢打开，使光学部保持在虹膜平面上，而襻在虹膜下方，处于 IOL 的正确方向。

- 虹膜固定缝合。

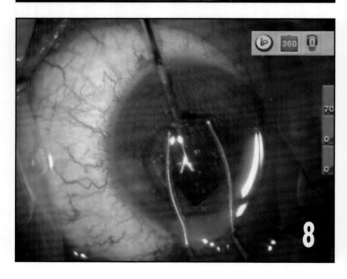

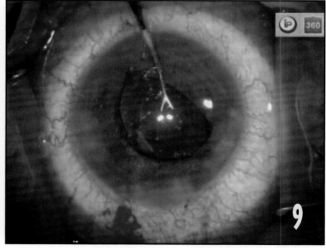

跳过第 3 节(第 9 步)，了解缝合技术

第二部分：虹膜缝合复位人工晶状体

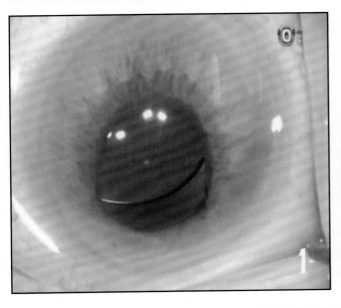

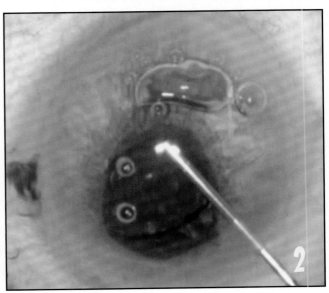

　　在这个病例中，我们将一个复杂超声乳化手术后放在睫状沟的半脱位的三片式 IOL 重新复位(图 1)。弥散型黏弹剂是用来保护角膜内皮和防止前段玻璃脱出(图 2)。Kuglen 虹膜钩可用于显现剩余的囊膜支持的范围和 IOL 襻的方向(图 3)。曲安奈德可用于玻璃体染色。为了确保前房不存在玻璃体，应进行局部的玻璃体切割术。平坦部入路的优点是将玻璃体向后吸引，而前房入路可用于清除前房中任何残留的玻璃体(图 4 和图 5)。

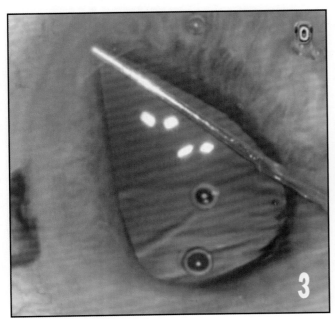

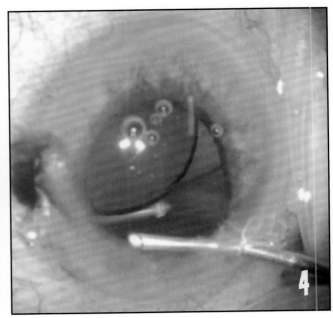

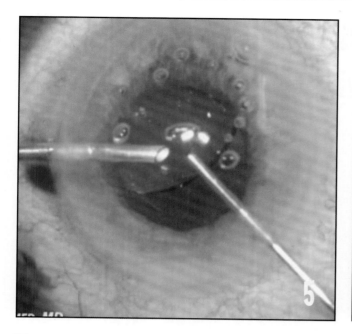 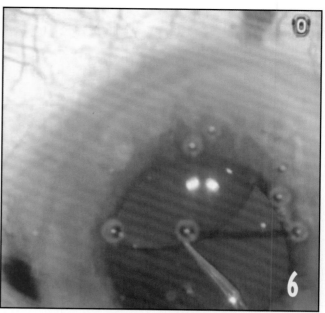

在取出玻璃体切除灌注套管前,先注射弥散型黏弹剂,以防止玻璃体脱出(图5)。IOL应该通过瞳孔夹持住,襻在虹膜后方,光学部在前房。用显微眼内钳调整IOL位置。另外,可以用Kuglen虹膜钩和Sinskey调位钩将IOL向上夹住(见第16章)。将IOL旋转到虹膜平面以上并不好操作,因为襻可以沿虹膜上方向前移动。我们的目的是将襻放在虹膜的后面和把光学部放在虹膜的上面。一旦通过瞳孔夹持住IOL,就在虹膜面注射氯化乙酰胆碱制剂。

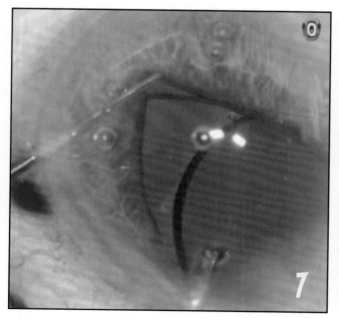 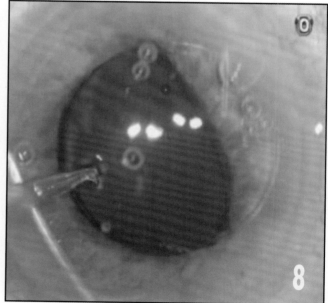

第三部分：经虹膜人工晶状体缝合固定

　　襻的位置可以通过使用像 Beckert 铲或黏弹剂针头这样的钝器从后面提起 IOL(图 9)来显示。这将在虹膜(箭头所示)上印上压痕,显示襻的位置也有助于针通过。当进行穿刺时,将针向外侧"摆动",以避免划伤角膜基质纤维。避免大的针距,以防止瞳孔不规则。针必须穿过 IOL 的后部,然后再穿过虹膜。提针时应用襻在虹膜上制造凹痕。然后可以将针插入 27-G 的针管中,通过对面的穿刺口进行对接(图 10)。将针对接,而不是试图直接通过穿刺,其可以防止损伤切口处的角膜基质质纤维和因意外造成额外的伤口。

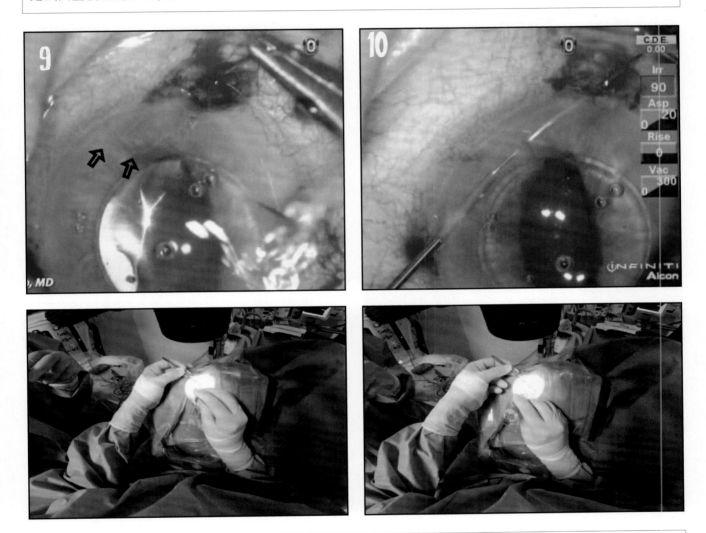

　　从 Beckert 调位钩到 27-G 针头对接的仪器交换过程中,手持针的位置应保持静止。一旦黏弹剂针头进入眼球内,转动持针器的手腕通常就足以对接针头。

　　在打结之前,从针上剪下缝线,使用相应的穿刺术,使用新的缝线重复步骤 9 到 10,进行第二个襻的缝合。图 11 显示了另一种用显微眼内钳显示襻位置的方法。这也有助于获得更好的 IOL 最终的居中位置。

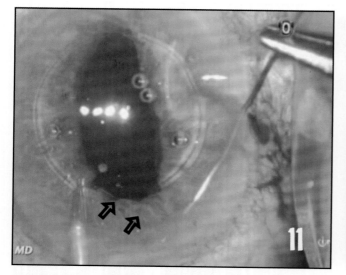

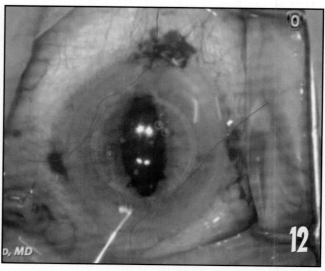

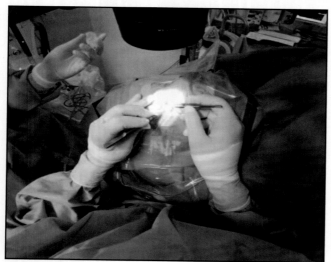

　　缝线用蓝色表示。图片上方为鼻侧襻,图片下方为颞侧襻。

　　选择的打结技术可以用来在每个襻上绕一个双圈,而不缝线打死结。这样 IOL 被放在虹膜后就可以调整瞳孔的形状。在这里,我们展示了一种改进的 Siepser 滑结用于颞侧襻(图片下方)和一种眼内缝合技术用于鼻侧襻(图片上方)。有关这些结的详细解释,请参阅第 26 章。

SIEPSER 滑结

　　Siepser 滑结的优点是不需要虹膜镊等眼内显微器械。正确识别 3 条近端的线是成功打结的关键。这种技术在第 26 章缝合虹膜缺损中有更详细的介绍。

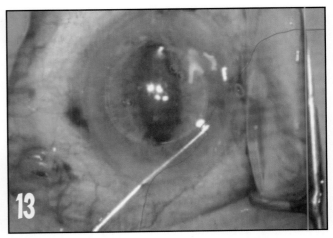

　　使用 Kuglen 虹膜钩从近端穿刺口中取出末端缝合线环。

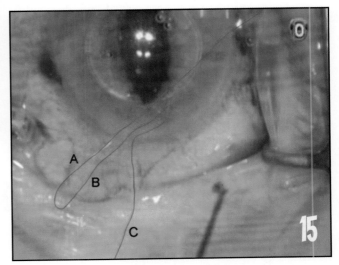

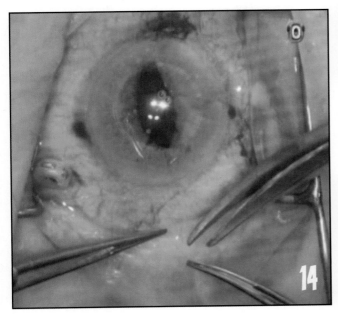

　　正确的缝合方法：通过远端的侧切口勾出远端的线环(A)，绕打结镊两圈。线环套在打结镊后，用打结镊夹住近端线尾(C)拉紧。

　　线圈末端"A"绕右手的打结镊双圈(图 16)。图 17 示，右手的打结镊抓住近端线尾"C"。结是通过牵拉近端和远端，并同时滑动结进入眼内而完成的。有时，在绕环和抓住近端后，将近端切换到左手更舒适，但这将取决于 IOL 的方向和手术医生的偏好。

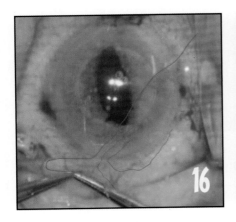

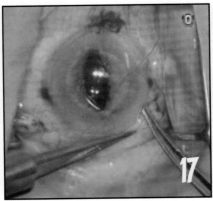

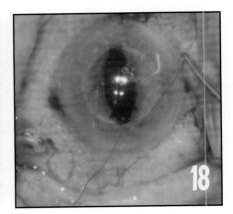

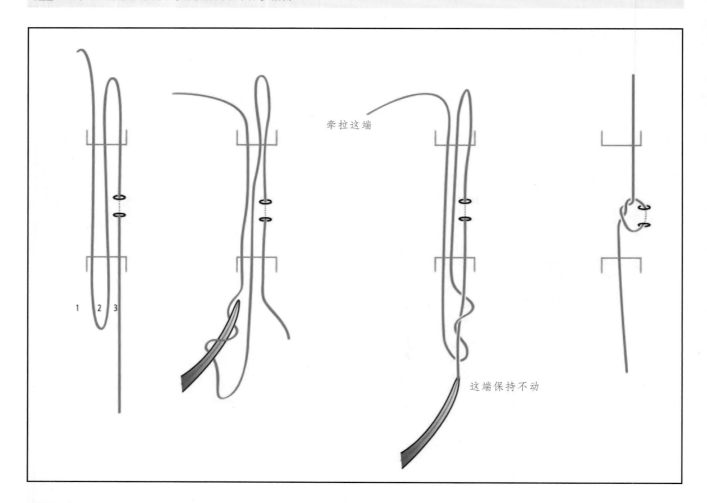

牵拉这端

这端保持不动

1 2 3

眼内虹膜缝合

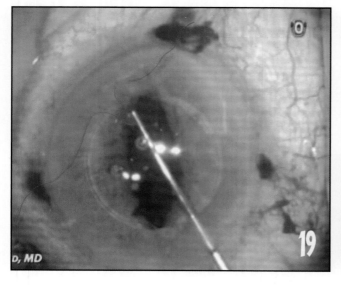

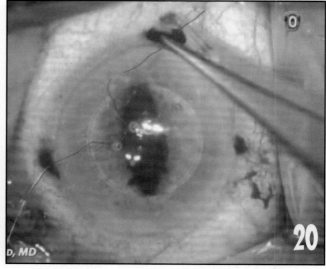

当进行眼内缝合时,用 Kuglen 虹膜钩将近端缝线的一个线环拉入前房(图 19)。然后将远端线尾(图20)。

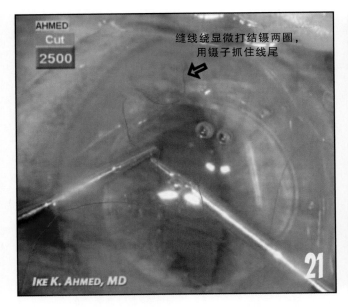

缝线绕显微打结镊两圈，用镊子抓住线尾

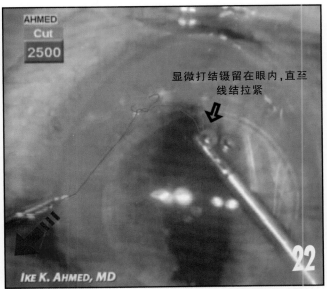

显微打结镊留在眼内，直至线结拉紧

使用显微打结镊，向前绕右手的显微打结镊 2 次（图 21），然后用这个镊子抓住短的远端线尾。收紧缝线的方法是将近端从眼中抽出，同时将显微打结镊与远端留在前房内。在虹膜上缝合 IOL 时，我们的首选方法是采用 2-1-1 方法。但我们建议第一次绕双圈打结，然后将 IOL 推到虹膜后，调整瞳孔形状和大小，再打结剩下的单结。

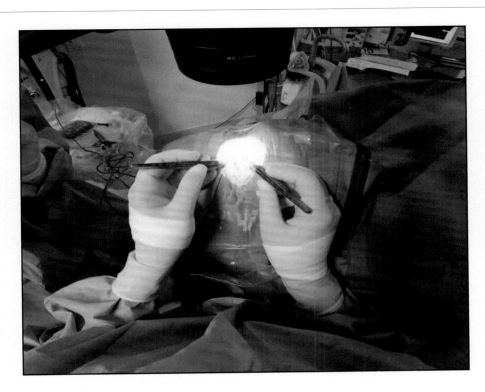

用一个钝器械,轻轻按压使光学部向后位于睫状沟。Kuglen 虹膜钩可以用来把虹膜推到一边,同时轻轻地把 IOL 的一边放在瞳孔后面。

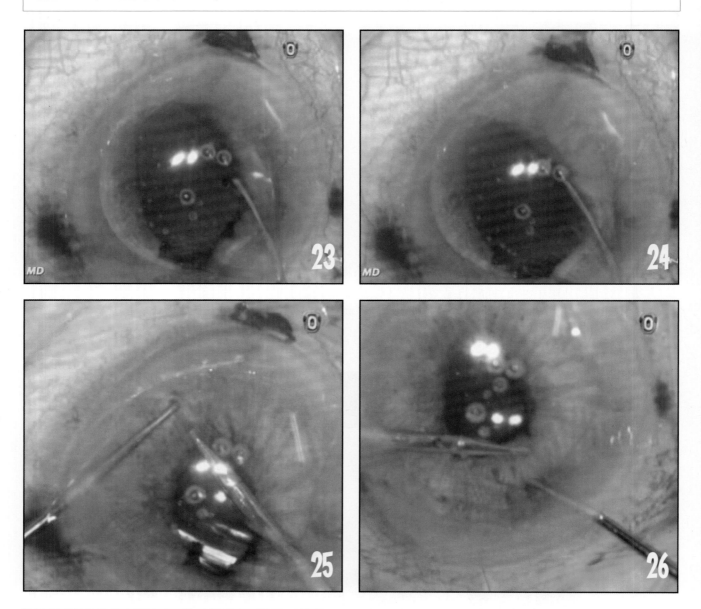

通过线结牵拉虹膜使瞳孔变圆,用显微钳轻轻在中心拉动。有时候需要用一个 Sinskey 调位钩对线结进行对抗牵引。

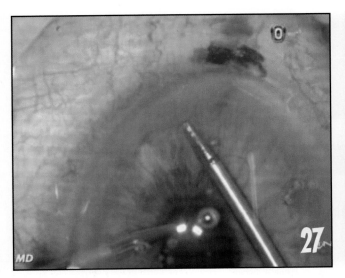 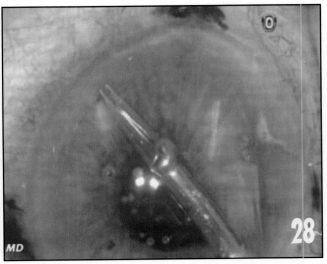

　　完成缝合(一次向前单结,然后一次反向单结)。一旦瞳孔变圆,就打死结,并用显微眼内镊和显微眼内剪将线结剪短。采用钝针头手动冲洗置换黏弹剂。可能需要用药物或乙酰唑胺降低眼压 2~3 天。

（王勇 译　冯珂 校）

第 20 章　三片式人工晶状体襻巩膜层间固定术

引言

　　最初由 Scharioth 描述,后来由 Agarwal 修改,IOL 的襻巩膜层间固定术(ISHF)也被称为胶合人工晶状体技术。我们更喜欢使用 ISHF 这个术语,因为 IOL 本身不是黏合的。而是用纤维蛋白胶来闭合巩膜瓣。该技术可用于巩膜固定三片式 IOL,而无须缝合巩膜。许多技术已经被描述过,包括那些不制作巩膜瓣的技术。我们建议制作巩膜瓣,以减少结膜损伤的风险。

要点

- 注意长眼轴:大眼球的宽度增加可能会妨碍充分的襻固定。
- 襻长度不足意味着进入巩膜"隧道"的襻长度不足,可能会导致未来的 IOL 脱位。
- 从巩膜突测量,因为这是最一致的标志点。长眼轴的睫状体更靠后,短眼轴的睫状体更靠前。从角膜缘测量增加了将襻放置得太靠近睫状体的风险,可导致玻璃体积血或组织损伤。
- 纤维蛋白胶用于巩膜瓣闭合,但不能固定襻。襻的巩膜内隧道作用是将 IOL 固定在正确的位置上。如果没有纤维蛋白胶,可以将巩膜瓣缝合。

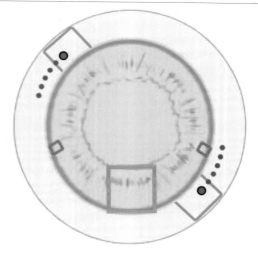

- 主侧切口。
- 3.2mm 穿刺口。
- 23-G 巩膜切开术。
- 在 L 型结膜切开术下,相距 180°的 30-G 巩膜"隧道"。

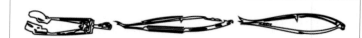

- 两套显微手术器械,包括显微打结镊。
- 前房维持器或平坦部灌注。
- 30-G 针(X2)。
- 23-G 套管针[显微玻璃体视网膜(MVR)刀片]。
- 纤维蛋白胶(TISSEEL, Baxter International Inc)。

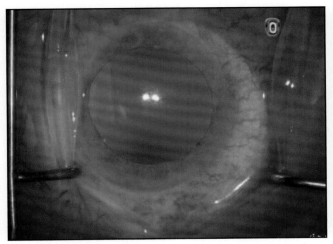
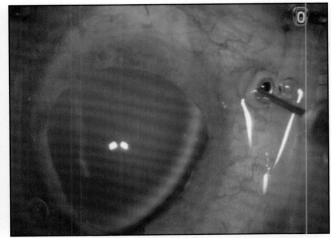

在这个病例中，我们植入三片式的丙烯酸 IOL 联合 ISHF 来矫正外伤后的无晶状体眼。手术前患者接受了玻璃体切割和晶状体切除。平坦部灌注或前房维持器对该技术至关重要，应在穿刺切口前放置。L 型结膜切开术彼此相距 180°。对于右利手手术医生来说，将近端结膜切开术对准颞侧透明角膜主切口的右侧，可使操作(切口)更容易。

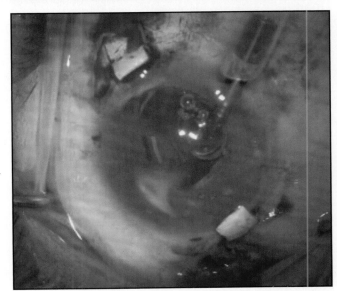

平坦部玻璃体切割灌注的另一种选择是前房维持器。

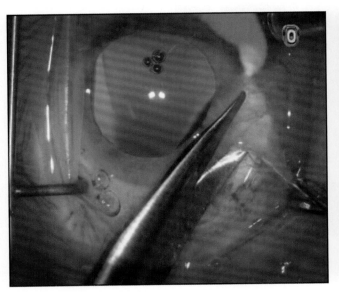
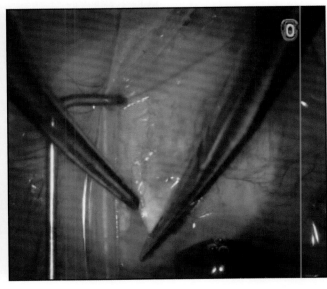

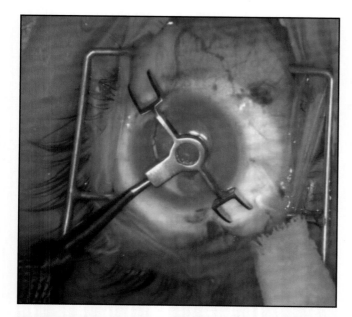

以角膜缘为基地,间隔 180°做两个边长 2.5mm的方形巩膜瓣。其大概有 50%的巩膜深度。可用1mm 的刀片划出巩膜瓣的边界,然后再用月形刀剖成巩膜瓣。有一个特别设计的很有用的标记器,可以确保巩膜瓣距离 180°准确位置。

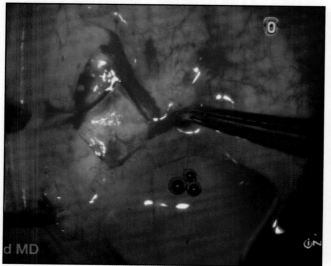

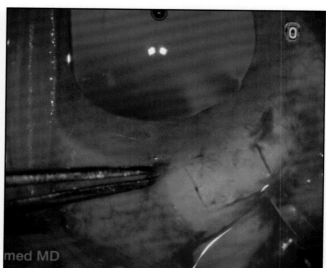

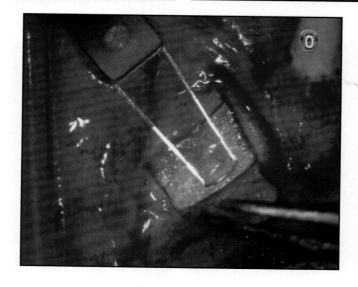

使用 20-G MVR 刀进行巩膜穿刺术以进行襻的穿出。其位于巩膜突后 0.5~1mm 处(蓝色角膜缘纤维与白色巩膜纤维交界的地方)。不应在巩膜床中心切开巩膜,而应移向襻"隧道"的入口(切口)。这确保了穿出的襻通过一个更长的巩膜"隧道"(插图)。应该进行有限的前段玻璃体切割术,以移除前段玻璃体,并减少在巩膜切开处玻璃体嵌顿的风险。

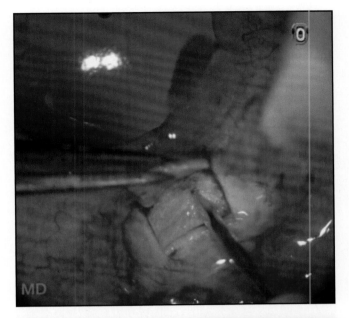

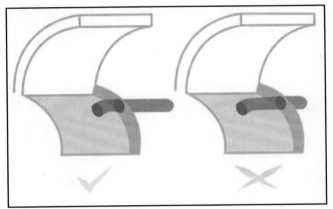

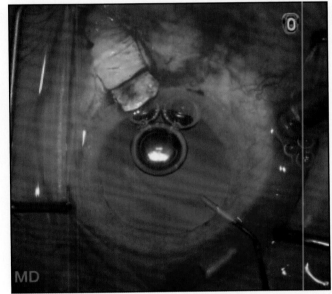

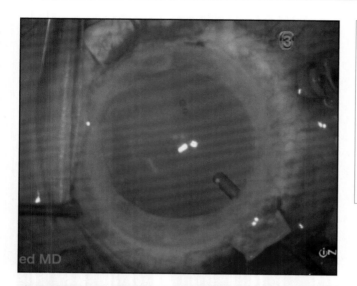

用一根 26-G 的皮下注射针创建一个"隧道"，用于插入襻。该操作与巩膜切开术在距角膜缘相同的距离开始，并平行于角膜缘隧道大约 1mm。对侧巩膜瓣重复这一步骤。用墨水"涂抹"针可以标出"隧道"的轨迹，便于稍后在这个病例中进行识别。然后创建一个 3.2mm 的透明角膜切口，以便插入 IOL 推注头。接下来，将一个三片式的 IOL 被折叠到推注头中。

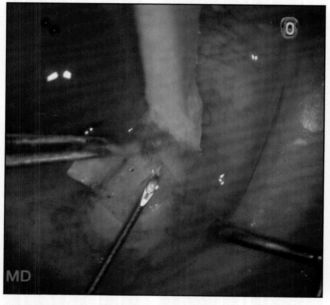 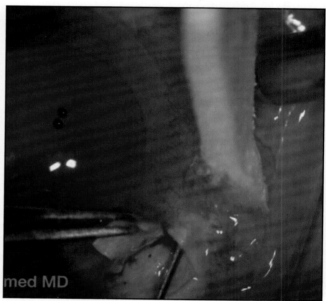

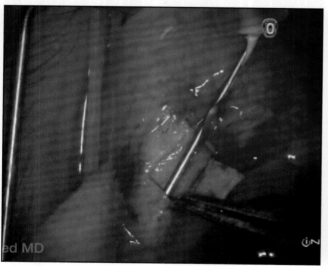 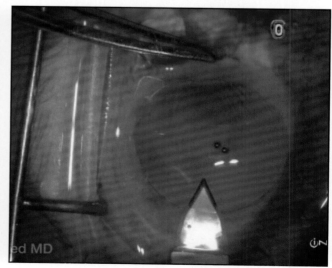

推注头被完全插入前房。在这里,助手可以转动推注器上的螺杆。手术医生应控制好推注器,并准备用左手的显微眼内钳抓住前襻。

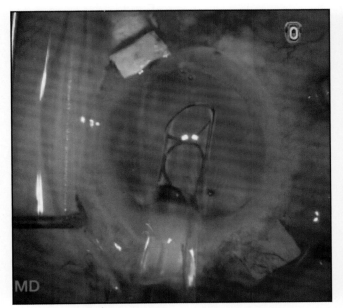 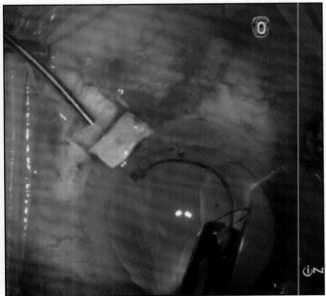

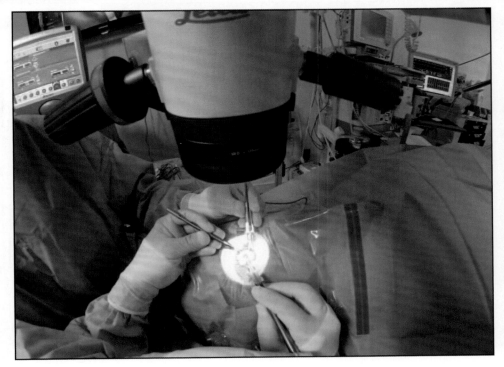

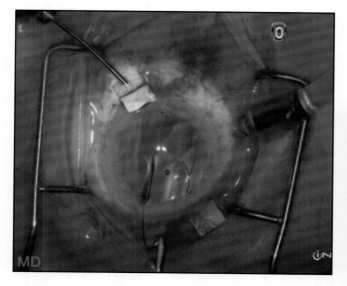

后襻应保持在主切口外。当对侧襻穿出时,用一个显微镊夹住后襻,防止发生意外时将其拉入眼球内。

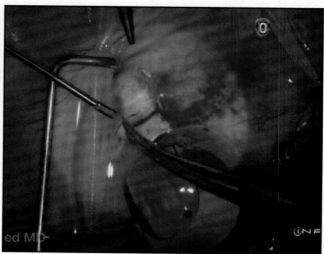

避免使用外眼的显微器械,因为其容易损坏。我们建议切换到常规显微镊来控制和夹持眼球外面的襻。

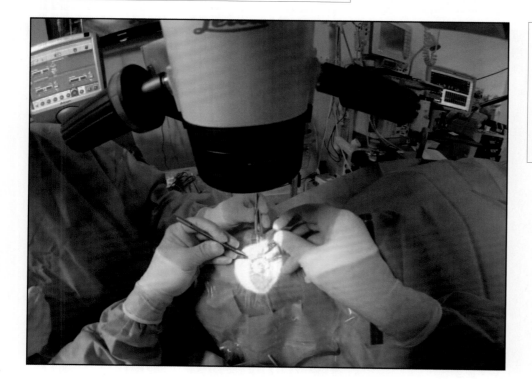

助手握住已经穿出的前襻,因为下一个动作可能会意外地把襻拉回眼内。如果没有助手,可以使用虹膜钩来防止穿出的襻回缩进眼内。

用显微打结镊将后襻插入前房,以这样的方式抓牢并使远端的 1/3 保持游离。另一个显微打结镊通过巩膜穿刺口来抓住襻的尖端,并穿过近端巩膜穿刺口使其穿出眼球外。

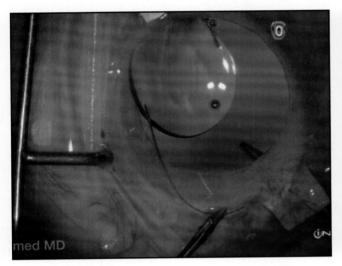
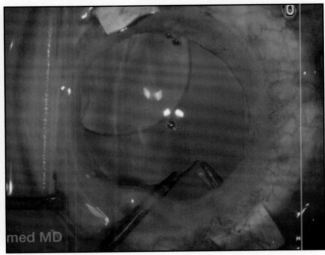

助手手持前(鼻侧)襻,手术医生使用后(颞侧)襻进行"交握"操作。

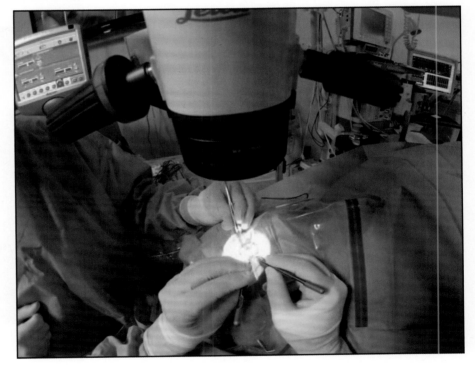

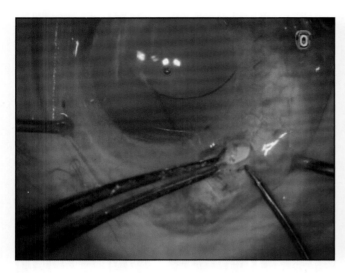
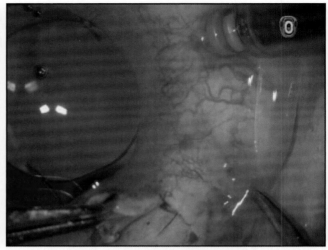

然后,将这两个襻都置入由 26-G 针头预先制成的巩膜"隧道"中。在"隧道"两端调整襻的定位,以使 I-OL 居中。为防止前房变浅及玻璃体脱出,建议缝合主切口。然后,将巩膜瓣放回原位,用纤维蛋白胶封闭、缝合或黏合结膜。

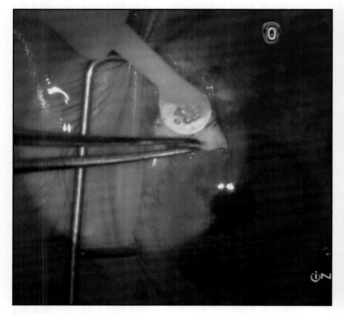
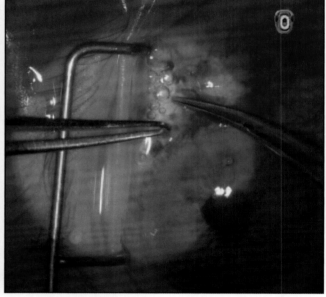

我们选择的纤维蛋白胶是两种单独的试剂,应将其混合到普通套管中。涂敷前必须将其进行彻底干燥。只需要少量的胶水。缓慢注射可使混合剂略厚,这是较好的,因为混合剂不太可能流到眼表的其他部位。将巩膜瓣直接放置在胶水的顶部,并保持 5~10 秒。因为密封时间可能不同,应按照预先包装的说明。不要使用过多的胶水;相反,用 Westcott 剪刀(Acme United Corp)剪。

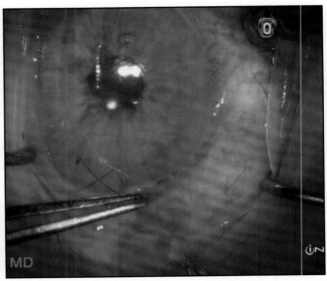

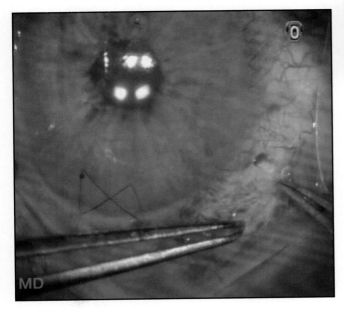

（王勇　译　冯珂　校）

引言

Yamane 技术是第 20 章所述巩膜层间襻固定技术的改进。其可使稳定的巩膜固定成为可能，而不需要切开结膜或创建巩膜瓣。

要点

- 应对角膜切口的构造进行优化，以方便操作 IOL 前襻和后襻。
- 巩膜穿刺口标记必须间隔 180°，以尽量减少 IOL 倾斜。
- 考虑使用前房维持器或后路灌注。
- 与任何一种巩膜缝合固定技术一样，确保进入巩膜的针与巩膜表面垂直，以避免无意中接触睫状体或后部虹膜。在 Yamane 技术中，可以通过提高弯针的根部来实现。
- 虽然任何一种类型的三片 IOL 都适合植入，但某些襻材料，如聚偏氟乙烯，更适合本技术操作时所需襻的弹性。

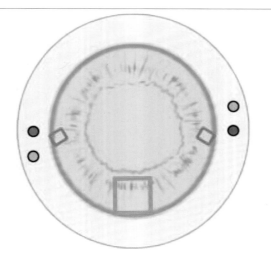

- 主切口（2.75~3.2mm）。
- 双侧穿刺口。
- 经结膜巩膜"隧道"穿刺切口。

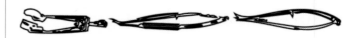

- 显微镊或显微打结镊。
- 两根 27-G 或 30-G 薄壁皮下注射针。
- 低温，手持式烧灼器。

初步步骤(图片中未显示):

- 确保进行了彻底的前段玻璃体切割术,以避免出现玻璃体底部不慎牵拉的情况。
- 考虑在放置前或后灌注。
- 构建两个穿刺切口和一个稍大的透明角膜切口,用于 IOL 植入。应确保主切口足够大,以便在眼内操作 IOL。

- 在 6 点钟和 12 点钟,在角膜缘后 2mm 处标记结膜。如果在没有进行球结膜环状切开术的情况下,可以充分看到巩膜突,则可使用这个标志,并在巩膜突后方 1mm 处标记。
- 在主刀医生的左侧,在先前放置的标记的颞侧处再做一个 2mm 的标记。在主刀医生的右侧,在先前放置的标记上做一个 2mm 的标记。这些第二标记对应结膜进入的位置,将有助于引导巩膜内隧道的形成。足够的长度和对称的隧道确保 IOL 居中和减少 IOL 倾斜。

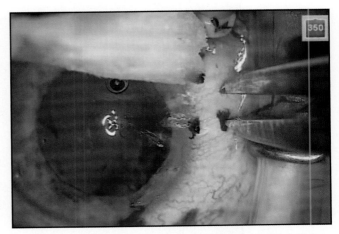

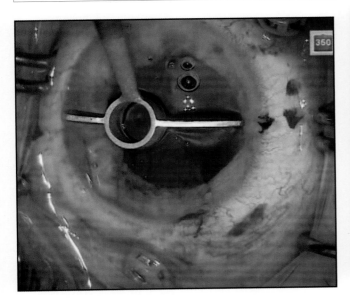

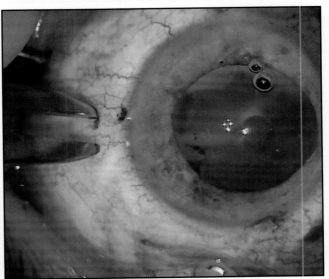

环曲面 IOL 标记器可用于确保标记间隔 180° 的放置。

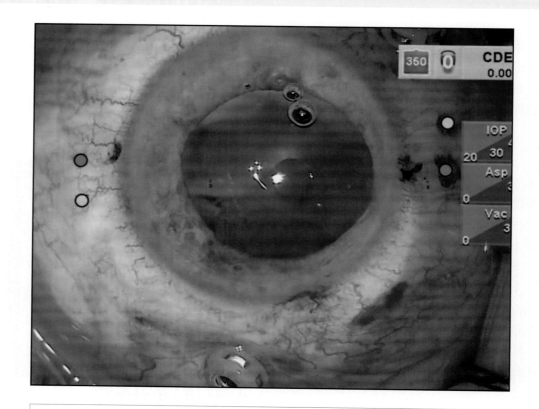

结膜穿刺口(粉红色)和巩膜穿刺口(红色)的示意图。

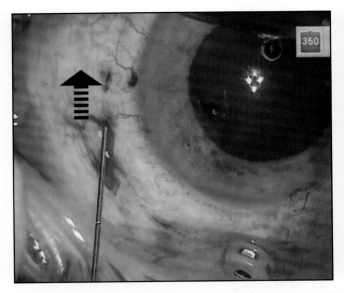
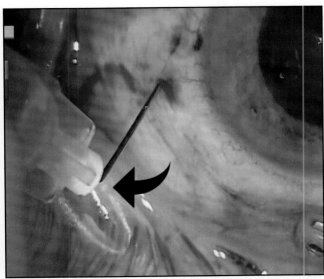

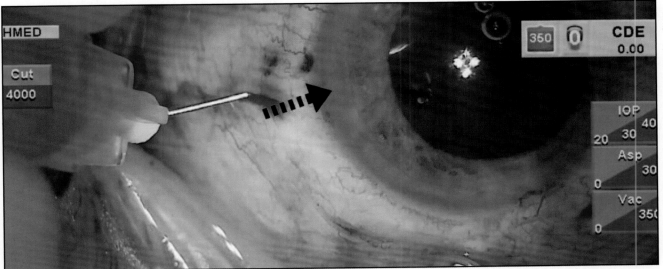

- 使用一根皮下注射针固定在一个 3mL 的平衡盐溶液注射器上,通过在最靠近主刀医生的标记处,即主刀医生的左侧(在结膜穿刺口标记处),通过结膜进入针,创建一个巩膜"隧道"。将针穿过巩膜 2mm,直到针尖与巩膜穿刺口标记(距离主刀医生最远的标记)水平。

- 一旦构建了 2mm 巩膜内"隧道",提起弯曲针的根部,以便通过巩膜垂直进入后房。推进针头,直到穿过瞳孔可见,并使针平行于虹膜平面。然后,可以将注射器轻轻地放在患者的眼球上,注意不要接触任何眼内结构。第二针在初始巩膜穿刺口 180°外重复同样的步骤。

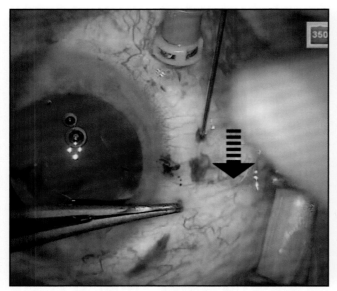

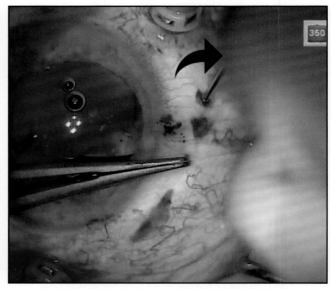

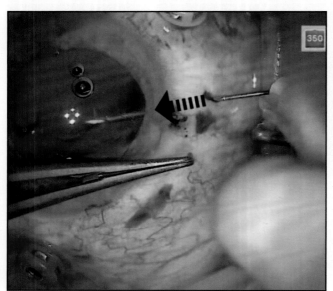

- 第二针通过的关键点是通过向第一针"隧道"相反的方向推进针来创建一个巩膜"隧道"（见虚线箭头所示）。

- 这将确保两个襻引导出巩膜"隧道"后，间隔180°，但是这些固定襻的"隧道"方向彼此相对。将针向前伸至巩膜穿刺口（切口模板上的红点），然后提起针跟垂直于巩膜进入，瞄准眼球后部（视神经方向）。

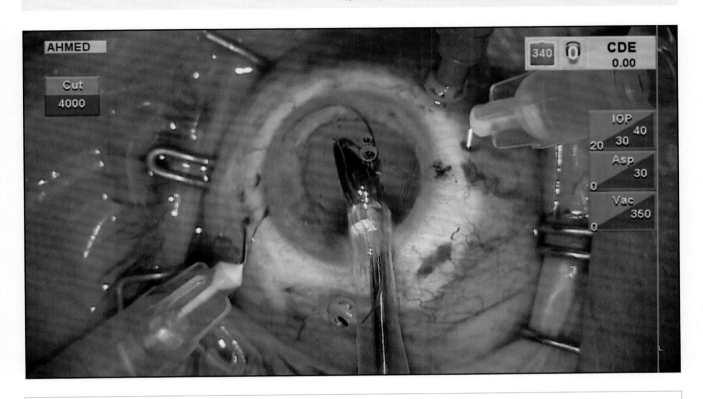

● 注意在手术区域上注射器的位置,术中,针头是朝后和相反方向相对。现在两根针都已到位,IOL 就可以插入前房了。将前襻置于虹膜上,后襻通过主切口停留在眼外。

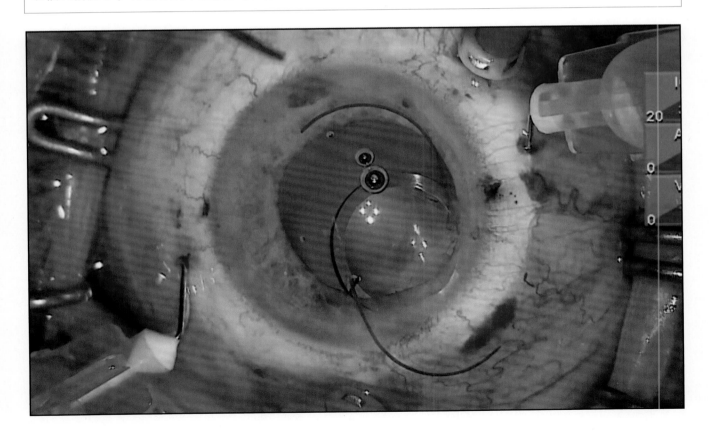

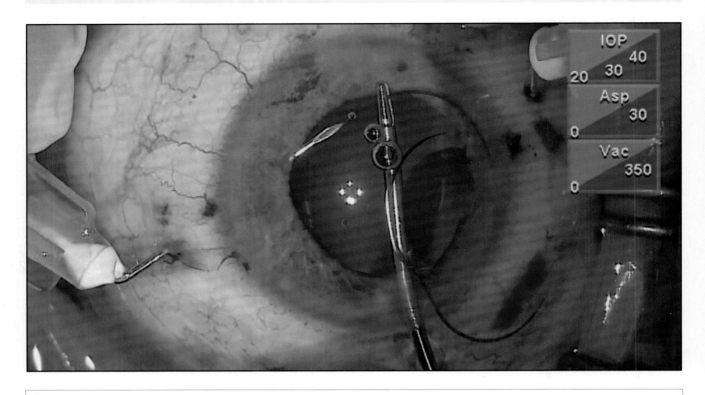

- 用显微眼内镊抓住前襻,并将其接入左侧皮下注射针的腔内。襻的弯曲可以保持 IOL 稳定,防止 IOL 脱位。
- 一旦对接到位,可以将注射器交给助手,或简单地将注射器从皮下注射针上取下,让针头停留在眼表。

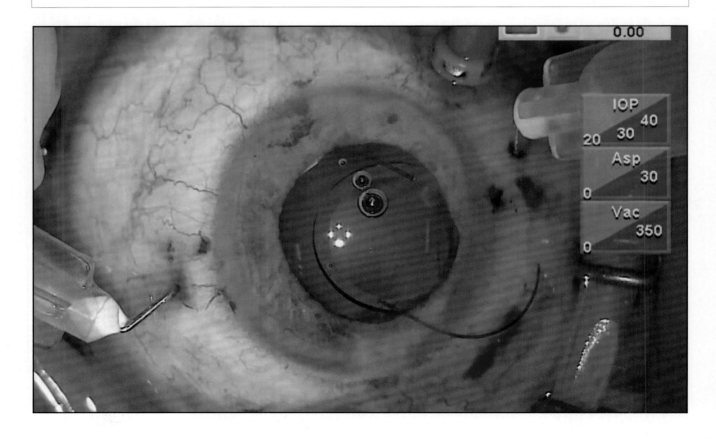

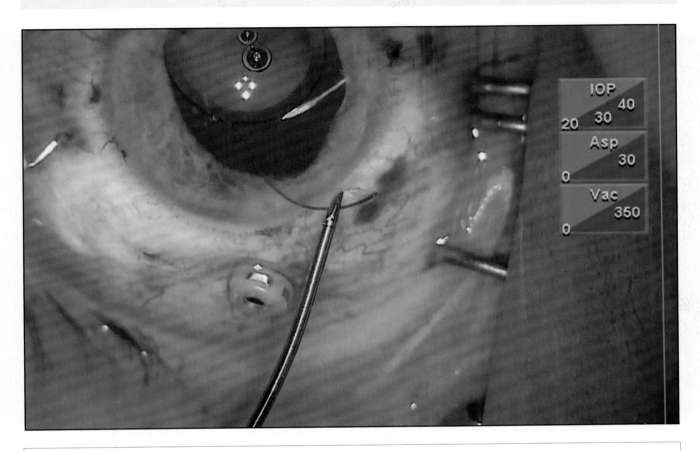

● 对接后襻可能有些轻微挑战。在眼外抓住襻并利用主切口是一种选择,照原样稍向后移动襻。在此操作过程中,要注意 IOL 光学部的位置,以避免在操作将襻塞入针管内时损伤虹膜或视网膜。

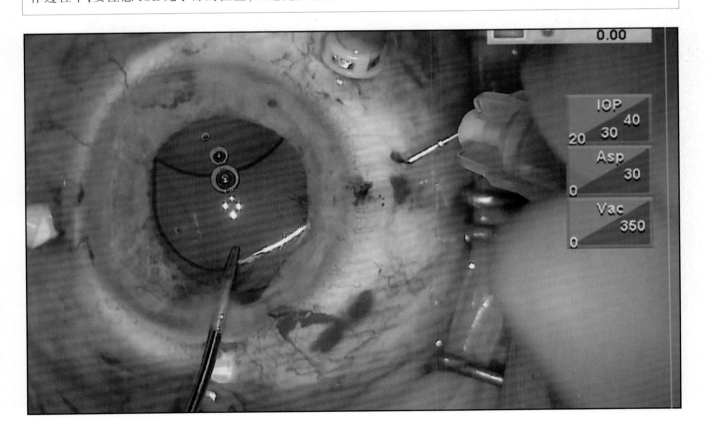

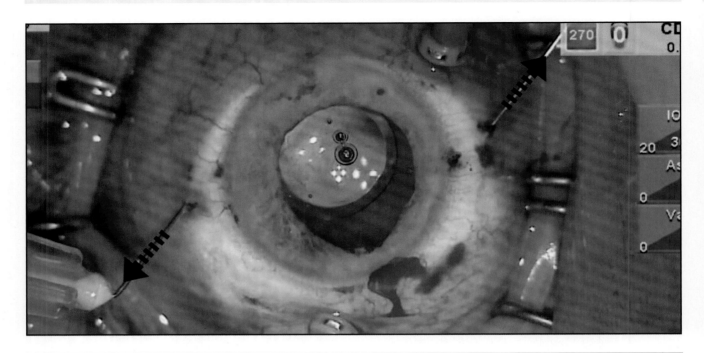

　●一旦两个襻充分对接,主刀医生应再次抓住第一根皮下注射针,并以协调的方式同时将两根针从巩膜上取下。移动的方向应该是沿着先前制作的巩膜内"隧道"。如果操作正确,襻的末端现在应该位于结膜表面。

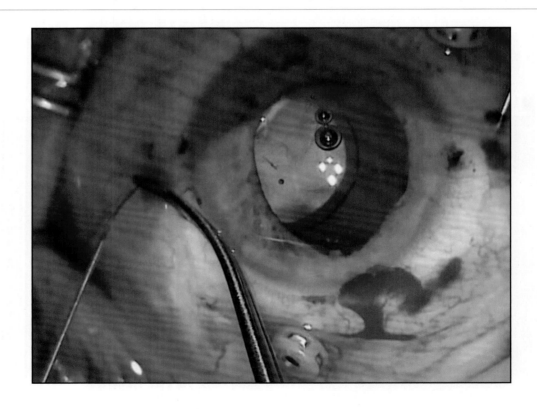

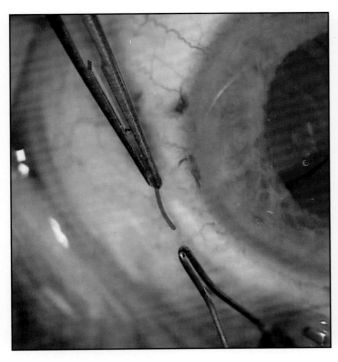 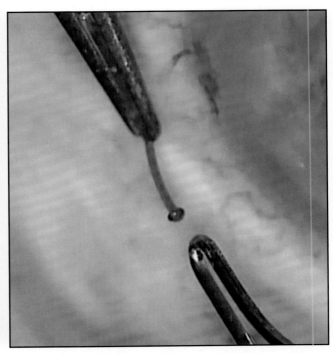

　　● 一次一个襻，用镊子抓住襻，用手持式烧灼器加热襻的尖端，而不碰触襻。热扩散会形成一个蘑菇形状的凸起。注意不要过度拉第一个襻，直到两个襻都形成凸起。

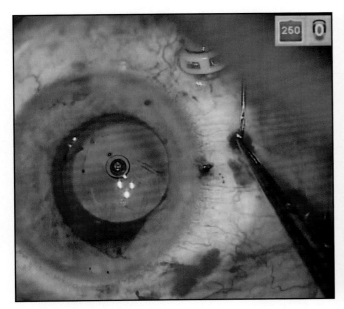 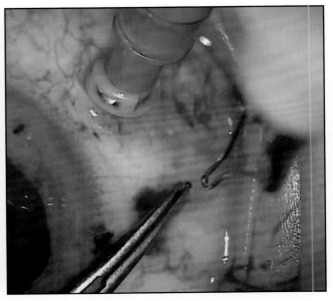

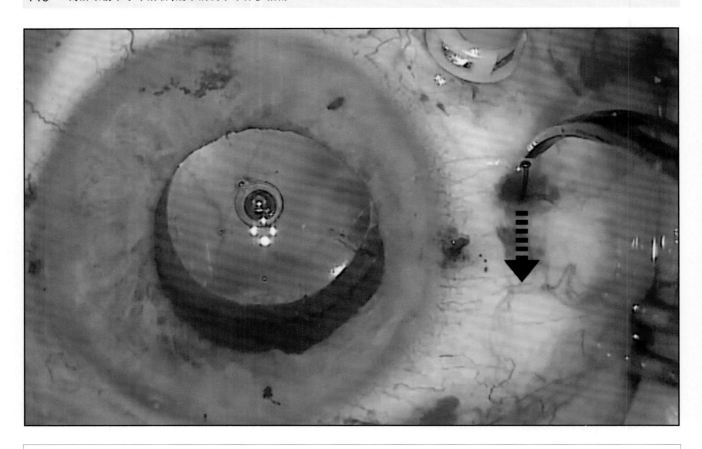

● 一旦襻形成凸起,用镊子将襻末端通过结膜开口并推入巩膜"隧道"。凸起将防止襻被一路推过巩膜,从而实现巩膜固定。确保襻的凸起末端深入巩膜表面,以避免眼表刺激或后期暴露。

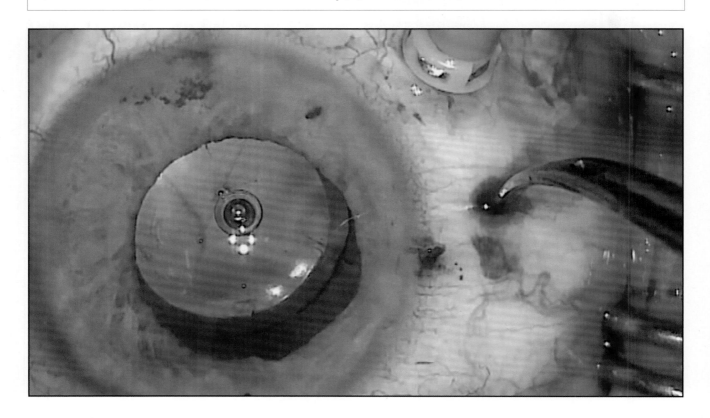

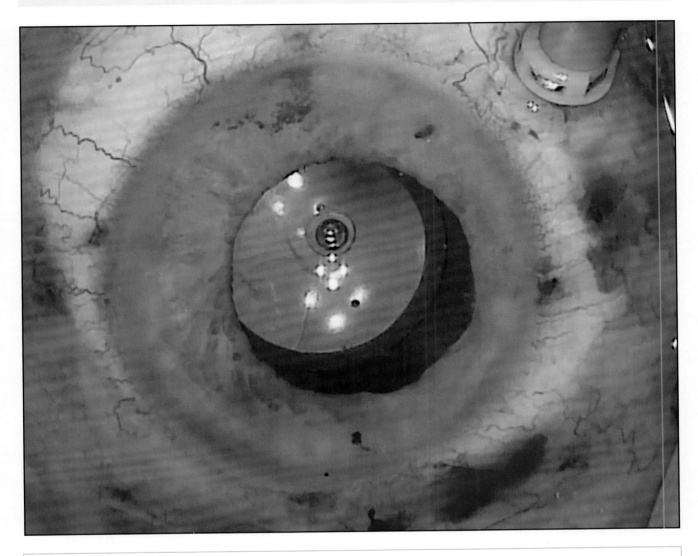

　　● 确保 IOL 居中平面——如果是偏心的, 可能是因为不对称的隧道长度或襻长度。如果需要, 可以考虑稍微剪短襻或重建一个更理想的巩膜"隧道"。

(冯珂 译　王勇 校)

第22章 经巩膜人工晶状体缝合固定术

引言

当没有囊膜或足够的虹膜支持 IOL 放置或缝合时,需要进行巩膜固定。其可以通过缝合或不缝合来完成(见第 26 章)。在本章中,我们讨论巩膜缝合 IOL 固定,特别是使用 Morcher 67-G 带虹膜隔 IOL。

要点

- 尽可能经小切口手术操作。
- 在将 IOL 置入眼内之前,不要用前房维持器灌注。可用黏弹剂来保持前房的形成,以减少流动液体对内皮细胞的损伤。
- 从巩膜突测量,以最大限度地减少因缝线通道放置不当而导致睫状体擦伤的风险。当从角膜缘测量时,缝线通道可能太靠前。

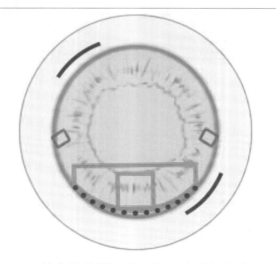

- 前房维持器远离主切口或平坦部灌注。
- 主切口最初增大 3mm,以适应 IOL(在某些病例中,超过 7mm)。

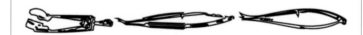

- 显微手术器械,包括显微眼内镊。
- 带 7-0 Gore-Tex 缝线的双臂 CV-8 针。
- 0.5 英寸,25-G 皮下注射针,用于对接 Gore-Tex 缝线。
- 如果使用 9-0 或 10-0 聚丙烯缝线(Ethicon,Inc)代替,可使用 27-G 皮下注射针对接。

- 在制作主伤口前,放置前房维持器或平坦部灌注套管针。在这个阶段,应关闭灌注。

- 两个结膜剪开部位间隔180°,并在计划襻的定位的同一钟点进行。

- 做一个 2.5mm,从角膜缘放射状的板层巩膜划痕切口。从巩膜突后 1mm 处开始(巩膜上蓝色与白色汇合的地方)。划痕深度为 10%~20% 的巩膜厚度。

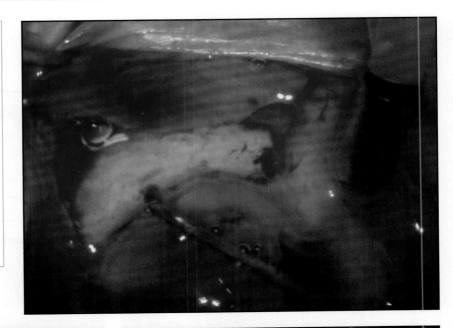

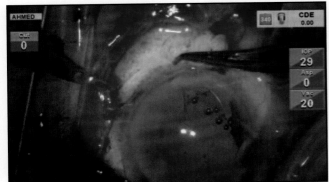

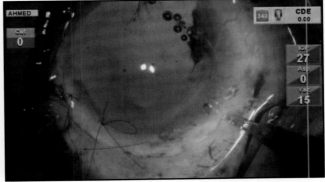

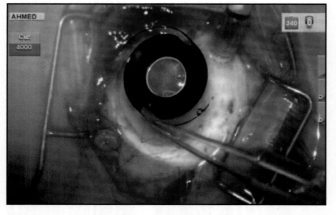

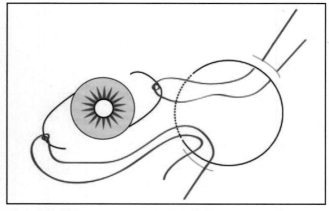

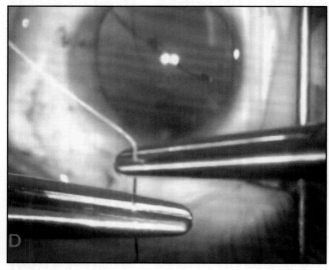

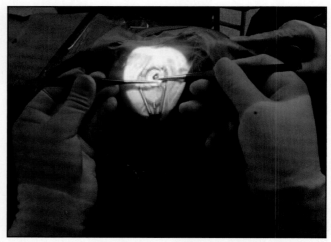

弯曲的 Gore-Tex 针是由两个大的持针器矫直。

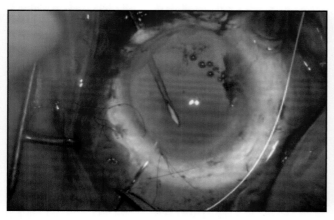

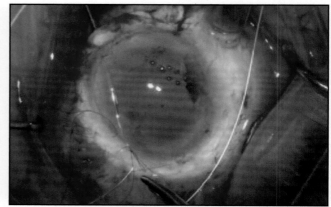

- 通过巩膜划痕切口的一端插入 25-G 对接针。
- 双臂 Gore-Tex 针的一端穿过主切口并进入眼内，与 25-G 针对接，然后从眼内引导出眼外。

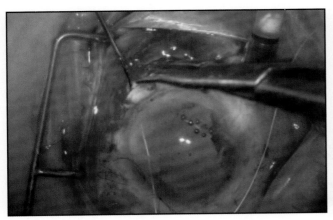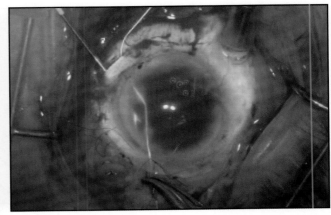

- 缝线的另一端通过巩膜 IOL 的小孔。
- 在划痕切口的另一端进行第二次 25-G 针穿刺。
- 然后将缝线的另一端与这根针对接,并以类似的方式从眼内取出。避免旋转缝合。

- 新的 Gore-Tex 缝线穿过 IOL 的剩余小孔。
- 此时,应注意避免两处缝合线缠绕。
- 相反的襻相距 180°,用 25-G 针重复对接步骤。

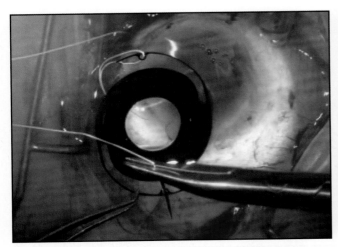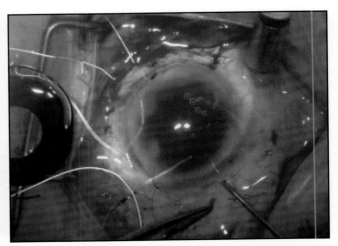

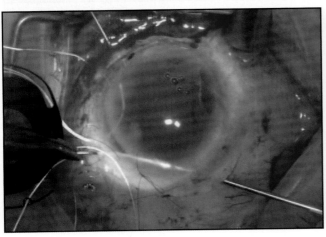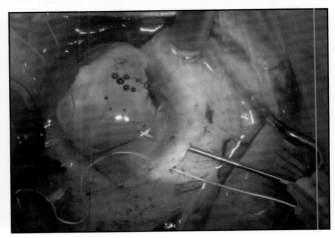

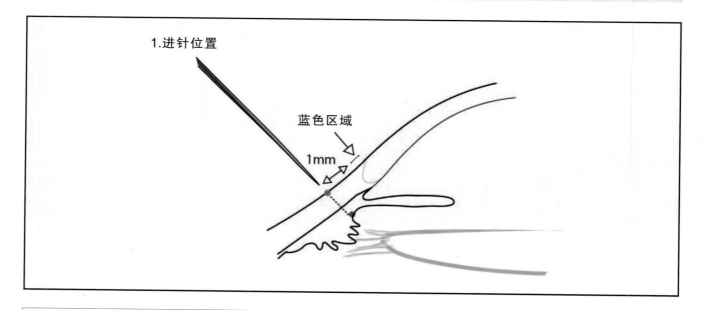

1.进针位置

蓝色区域

1mm

睫状沟固定的进针位置和方向变化图。针入应垂直于巩膜,在蓝色区域(对应角膜缘)末端后 1mm 处。一旦针进入巩膜层间,针头应转 45°,平行于虹膜平面穿过睫状沟(虚线箭头所示)。

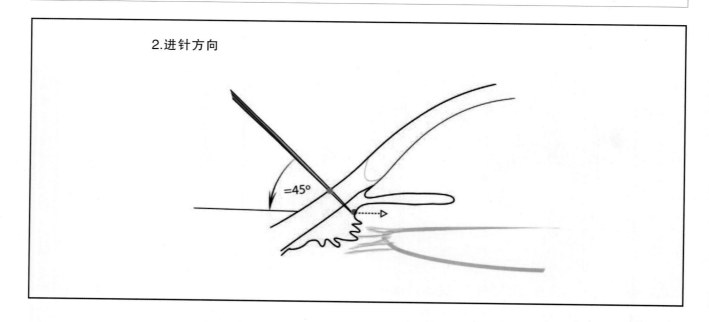

2.进针方向

=45°

- 如果切口不是以前创建的,应扩大切口以适应 IOL。在本病例中,使用 Morcher 67-G 带虹膜隔 IOL,应将切口扩大到 6~7mm。
- 打开前房维持器,使用无齿镊(打结镊)将 IOL 滑入眼内,同时拉动穿过 IOL 前襻小孔的 Gore-Tex 缝线的两端,不要让缝线松弛。

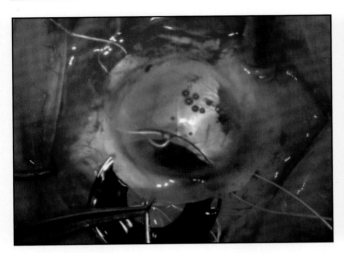
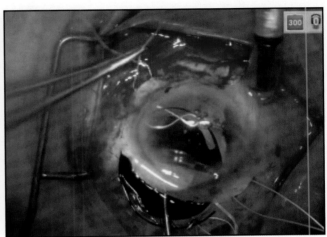

- 在拉动后襻的两个缝合端前,确保 IOL 完全在眼内,以便将 IOL 定位在睫状沟中。

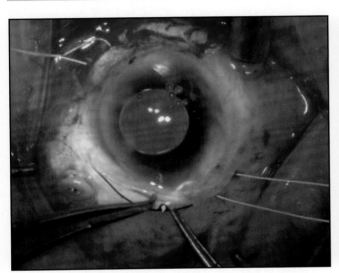
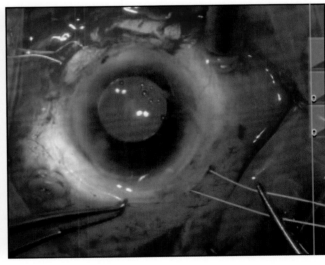

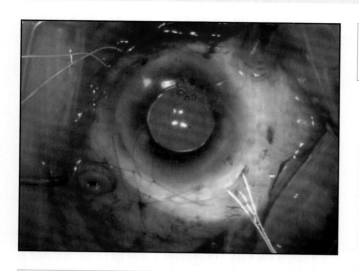

可使用滑结技术对眼外缝线打结（见第 11 章滑结示意图）。在这种情况下，不要打得过紧，但太松会导致 IOL 倾斜。随着时间的推移，过紧的缝线可能会穿透巩膜。

关闭大切口，然后关闭前房维持器，并使用黏弹剂维持前房。

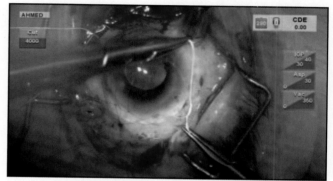

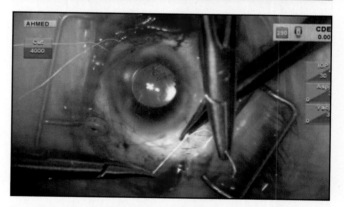

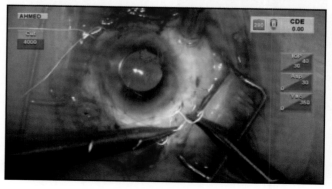

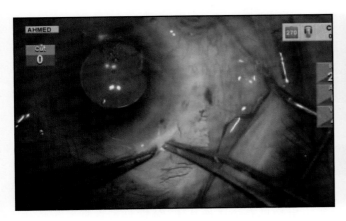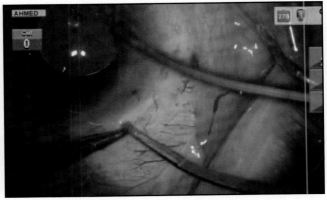

- 内部旋转结，有时用打结镊或 Sinskey 调位钩推动结。
- 手动注吸置换出黏弹剂。

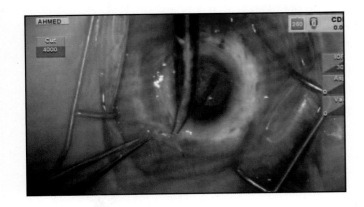

（冯珂　译　王勇　校）

第23章 背驮式人工晶状体植入术

引言

背驮式 IOL 可用于矫正 IOL 植入术后的屈光误差或治疗负性眩光。其原理与 IOL 睫状沟固定相似。

要点

- 不要在睫状沟短的小眼球中使用该技术。我们可通过超声生物显微镜成像技术,确定是否有足够的睫状沟间距。一般情况下,应避免在眼轴长度小于 21mm 的眼内放置背驮式 IOL。
- 确保晶状体悬韧带稳定;在原先植入 IOL 偏位的情况下,不能放置背驮式 IOL。
- 前囊撕除必须是连续和环形的。
- 先植入的 IOL 应在晶状体囊袋内;两片 IOL 都植入在睫状沟可增加虹膜被擦伤的风险。
- 为了降低 IOL 间混浊的风险,背驮式 IOL 应采用与原先 IOL 不同的材料。

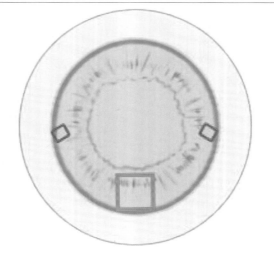

- 标准超声乳化:主切口及两个侧切口。

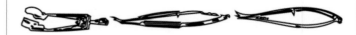

- Kuglen 虹膜钩或 Sinskey 调位钩。
- 三片式折叠 IOL。
- 弥散型和内聚型黏弹剂。

确定原先植入的 IOL 稳定后,向睫状沟内注入内聚型黏弹剂。

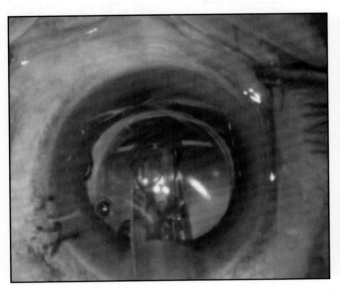 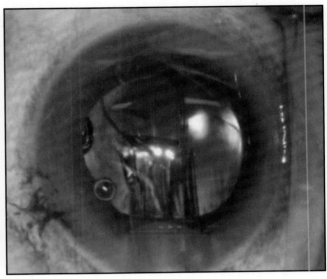

- 为了更好地将 IOL 的襻植入睫状沟,推荐前房内推注 IOL(推注器头部进入前房),其优于切口辅助推注 IOL(推注器头部卡在切口)。
- 在背驮式 IOL 注入睫状沟的过程中,当推注 IOL 时就需要将前襻置于正确的方向。有时需要在推注过程中旋转推注器。在 IOL 完全展开前可将前襻放置在虹膜下,以方便所有的襻均在睫状沟内。

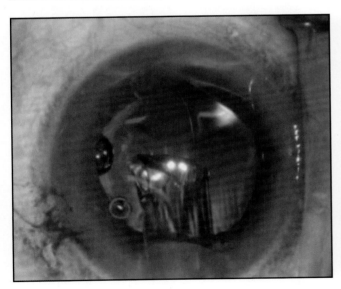 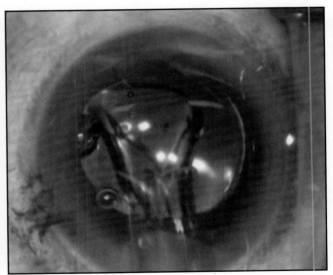

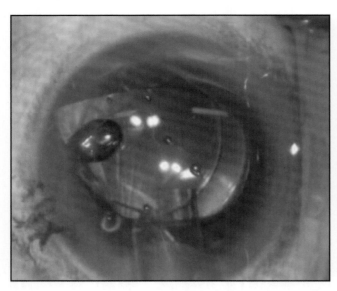 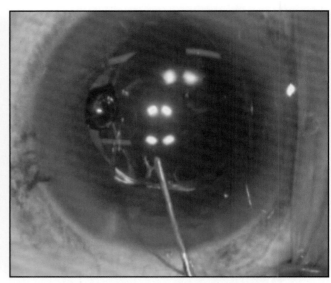

- 在推注时,后襻通常可以留在眼外。
- 通过使用 Kuglen 虹膜钩旋转襻光学部连接处将 IOL 调入睫状沟。
- 一旦 IOL 进入睫状沟,即可自动或手动移除眼内黏弹剂。
- 眼内注入乙酰胆碱,以确保瞳孔居中(参见第 14 章)。

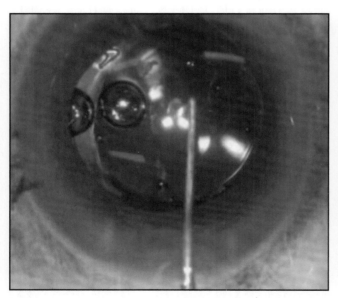 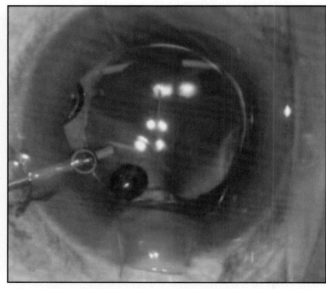

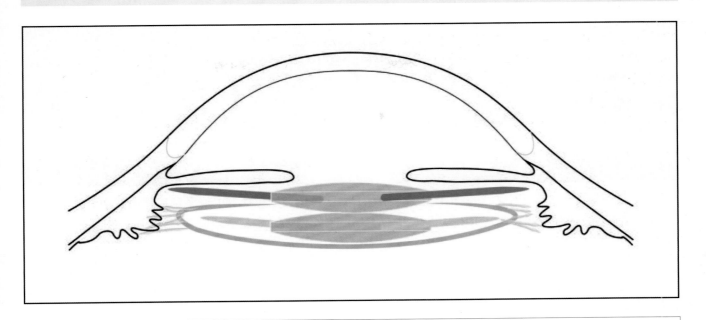

囊袋内先植入一片式 IOL，睫状沟内植入背驮式三片式 IOL 的图示。

（巫雷 译　林英杰 校）

引言

在各种情况下,包括屈光意外、IOL 混浊、正或负性眩光,都有可能需要将 IOL 从囊袋内取出。

IOL 植入术后的时间越长,前后晶状体囊膜的黏附力越强,尤其是当存在 Soemmering 机化纤维环时。

然而大多数时候,我们都可以很容易地从囊袋赤道部旋转移出 IOL 的襻。如果不行的话,我们也能轻松地在 IOL 光学部-襻的连接处剪断两襻,只取出 IOL 光学部。

要点

- 避免过度拉扯 IOL 光学部或襻而损伤悬韧带。
- 在襻和 IOL 能转动前,不要将 IOL 带入前房。
- 如果后囊膜破裂,确保黏弹性以保持前房加压,避免前房变浅。使用弥散型黏弹剂填塞玻璃体于囊袋后。
- 在尝试剪开前,要抓稳 IOL,以避免在剪开光学部时发生倾斜和旋转。
- 剪开前在 IOL 后方注入内聚型黏弹剂,以避免损伤后囊。应小心谨慎,确保在整个剪开过程中有良好的视野和景深。
- 当进行前房操作时,确保 IOL 光学部上下有足够的黏弹剂,以保护眼内结构。

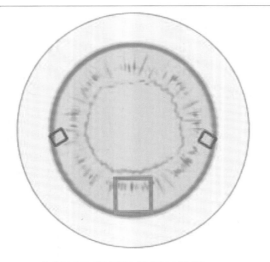

- 主切口和侧切口的切口位置。

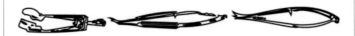

- 角膜刀(3mm 主切口刀和 1mm 穿刺刀)。
- 弥散型和内聚型黏弹剂。
- Sinskey 调位钩。
- Kuglen 虹膜钩。
- 显微眼内镊[显微手术器械,包括(MST)25-G 显微眼内钳]。
- MST 显微眼内剪。

在本病例中,由于术后屈光意外,我们从完整的囊袋内取出了散光矫正型 IOL。

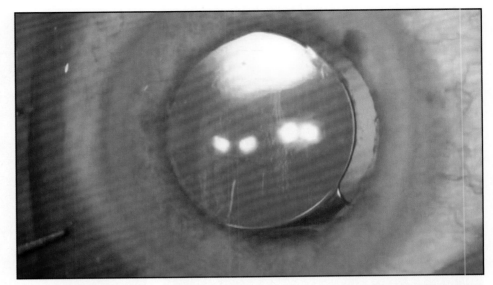

使用显微眼内钳在靠近撕囊边缘处抓住并提起前囊,滑动 Sinskey 调位钩或黏弹剂注入针头,以分离前囊与 IOL 光学部。

从降低囊袋破裂的角度来说,轻微地向下压 IOL 光学部比向上牵拉撕囊口更安全。

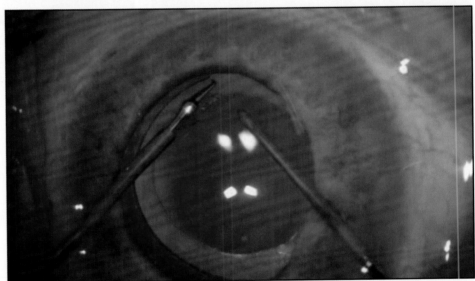

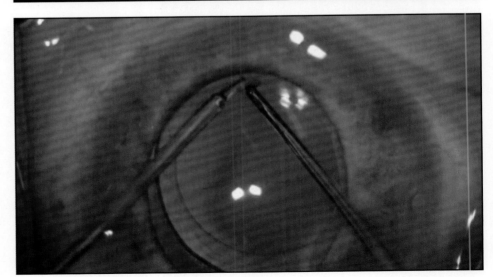

注入黏弹剂将 IOL 襻与囊袋进行分离。箭头表示针头在眼内的运动方向。

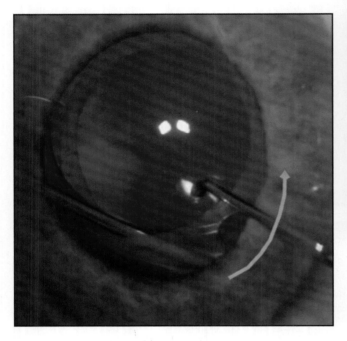

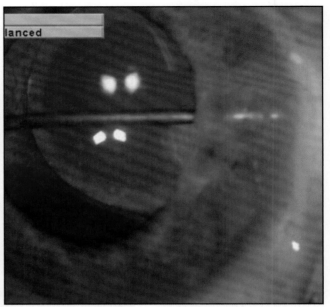

从术前即有虹膜缺损的眼内，我们可以观察到黏弹剂针头是如何一直延伸到晶状体囊袋赤道部的。

通过缓慢而适度地注射内聚型黏弹剂，从而在囊袋赤道部分离 IOL 两襻。确保黏弹剂注射针头 360°旋转一周，并延伸到囊袋赤道部，但应避免整个囊袋填塞过满。黏弹剂注射针头的"雨刷"动作可以帮助释放一些纤维粘连的物质，但该动作需要在注射黏弹剂后进行，以防止囊膜破裂。待完成 360°黏弹剂分离后，可根据需要选择切口。一旦 IOL 游离，即可在 IOL 光学部后方注入更多的内聚型黏弹剂，将后囊推开，从而方便器械在眼内操作。

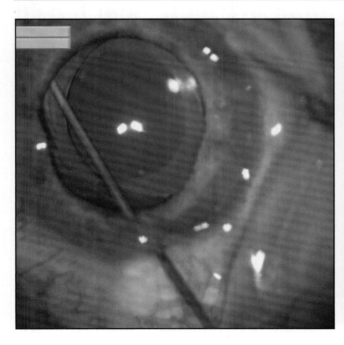

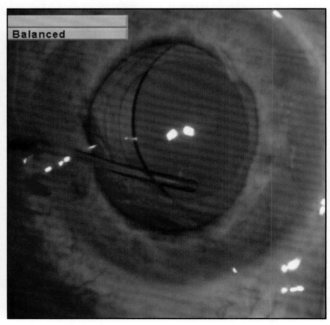

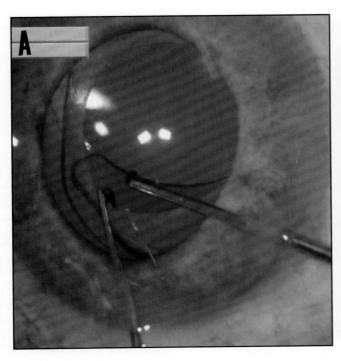

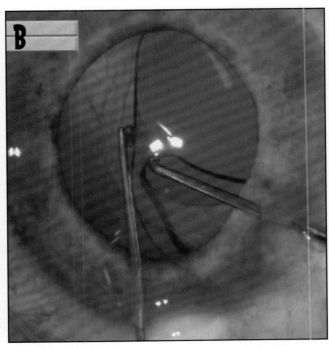

可使用 Sinskey 调位钩和 Kuglen 虹膜钩类似双手使用"筷子"的操作方式,将 IOL 从囊袋取出(C)。注意 Kuglen 虹膜钩(钝的)是置于 IOL 光学部的下方,而 Sinskey 调位钩(锋利的)保持在 IOL 光学部的上方。Sinskey 调位钩也可以用来拉动光学部或襻的边缘,将整个 IOL 置于前房,并为剪开 IOL 做好准备。

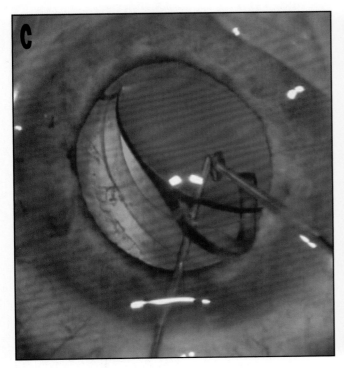

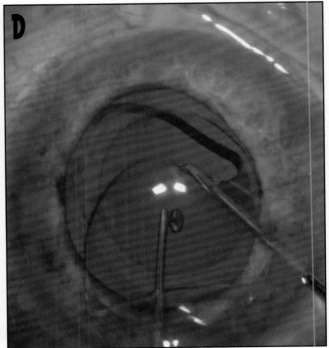

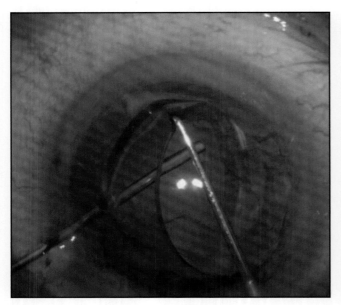

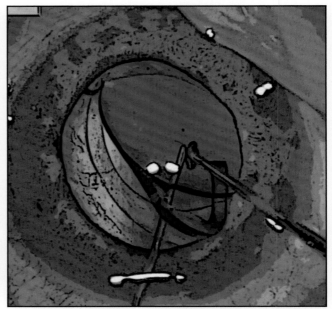

当后囊膜破裂时,确保在 IOL 下方的前段玻璃体上覆盖弥散型黏弹剂。过度向囊内注射黏弹剂可扩大后囊膜的缺损。在整个病例中,应用弥散型黏弹剂覆盖前段玻璃体可以预防玻璃体溢出。一旦 IOL 被取出,就可以进行彻底的前段玻璃体切割术。

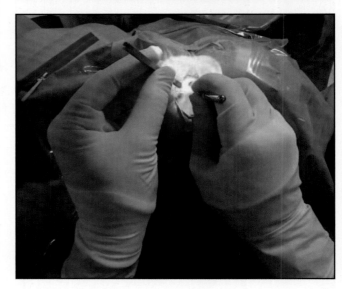

一旦襻游离后,即通过"筷子操作"的方式,从囊袋中取出 IOL。

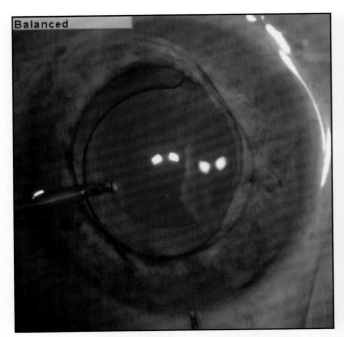

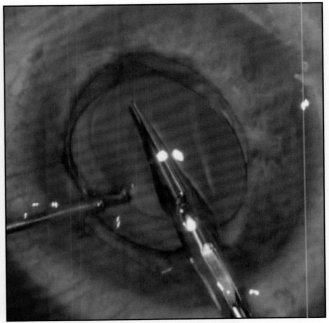

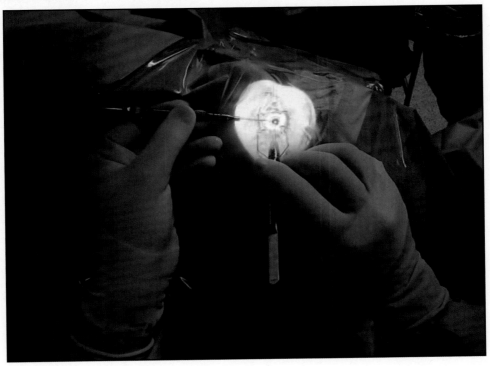

　　使用显微镊牢牢抓住 IOL 光学部。为了防止 IOL 倾斜,应始终保持显微打结镊与虹膜平面平行。因此,手的位置是至关重要的——始终保持低位。这将有助于防止 IOL 倾斜。确保将 IOL 被切成大小两半相似的最好方法是从光学部与襻的连接处从近端切割到远端。当剪开时,预计剪刀会产生扭矩,这将使 IOL 光学部在剪刀轴上发生逆时针倾斜。这可以通过一只手保持低手位,在对侧使用一个相对的器械来对抗,如显微打结镊。

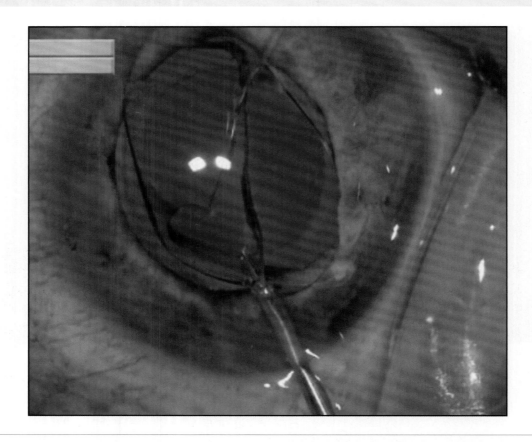

为了从前房移出两半的 IOL，可先用显微镊拉动 IOL 襻，然后换更有力的镊子，如 Colibri 或 McPherson，以避免损坏显微器械。旋转第二部分，使第二个 IOL 襻再次朝向颞侧角膜切口。在这个方向移出两半的 IOL 总是更容易的。

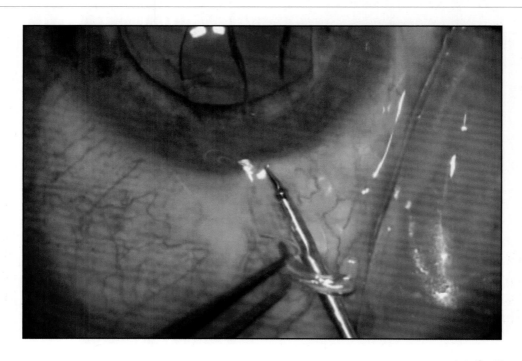

(巫雷 译 林英杰 校)

第 25 章 人工晶状体囊袋复合体脱位经巩膜缝合固定复位术

引言

IOL 脱位可以发生在 "囊袋内"(IOL 与囊袋复合体脱位)或"囊袋外"(IOL 脱出于囊袋外),这是唯一最重要的区别。IOL 囊袋复合体脱位可以采用缝合环技术固定在巩膜上,我们将在本章讨论这一点。即使是一片式丙烯酸酯 IOL 也可以用这种方法进行巩膜固定。有许多技术可以复位脱位的 IOL。当 IOL 位于完整的囊袋内,且整个 IOL 囊袋复合体脱位时,通过巩膜缝合重新固定是一种选择。这种技术适用于由任何材质制造的一片式或三片式 IOL。

要点

- 纤维化的囊袋使得缝线绕过 IOL 襻,并避免缝线滑脱。
- 缝线环要尽量靠近 IOL 光学部与襻的连接处。
- 缝合不能过紧,以免缝线从 IOL 襻上滑脱。
- 以巩膜突(巩膜上蓝色与白色的交界处)为起点开始测量是确定 IOL 将被缝合到巩膜壁的位置的关键。这是最一致的解剖学标志。例如,长眼轴的眼球的睫状体位置更靠后。一成不变地以角膜缘为标志测量会导致缝线靠近或穿过睫状体,可引起玻璃体积血和(或)葡萄膜损伤。

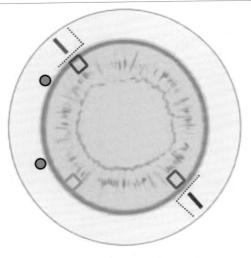

- 作常规两个相对的主切口。
- L 型结膜切开术。
- 板层巩膜"隧道"。
- 做侧切口以便植入虹膜拉钩。

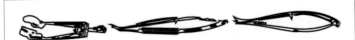

- 显微手术器械,包括显微镊套装,Inc 显微镊套装。
- 带 CV-8 针的双股 Gore-Tex 7-0 不可吸收缝线。
- 0.5 英寸,25-G 皮下注射针头,用于对接 Gore-Tex 缝合或 0.5 英寸,27-G 皮下注射针头,用于对接 9-0 或 10-0 聚丙烯缝线。

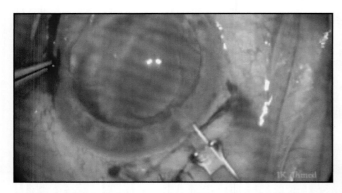

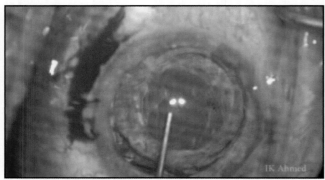

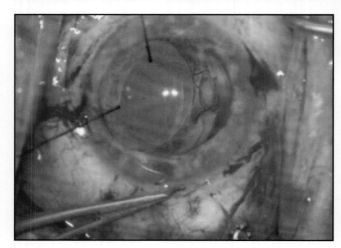

- 做成对的、在同一直线上的放射状巩膜隧道切口以进行巩膜固定,位置对应于目标 IOL 光学部与襻的连接处。切口位于巩膜突后 1mm 处(如图箭头所示),并向后延伸 2.5mm,其厚度仅为巩膜厚度的 10%~20%。

- 使用弥散型黏弹剂保护角膜内皮,并注射填充到有潜在玻璃体脱出风险的区域。

- 识别出 IOL 光学部与襻连接的位置,用 Kuglen 虹膜钩钩住,以定位巩膜缝线将要通过的位置。

- 两个结膜切口,相隔 180°,位置应根据 IOL 光学部与襻的连接处的钟点位置来决定。

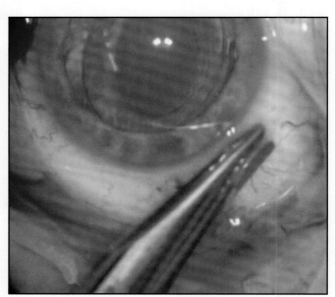

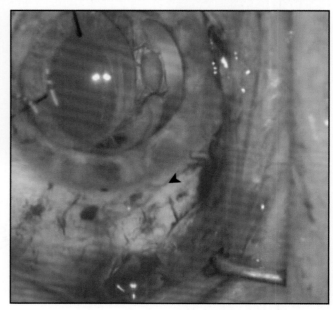

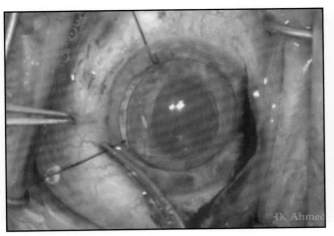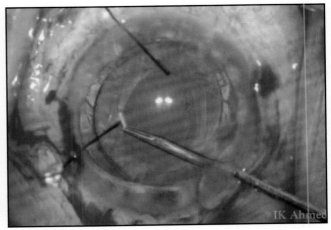

　　虹膜拉钩可以放在计划进行巩膜固定处对侧撕囊口的边缘,以稳定晶状体囊袋复合体。这一步骤可以使用显微眼内钳,抓住囊袋并递给另一只手上的虹膜拉钩来完成。虹膜拉钩不要拉太紧。

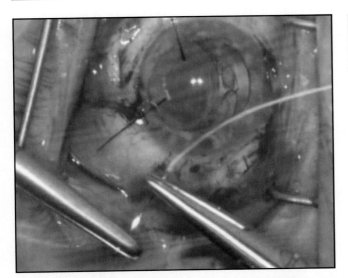

　　通过手对手接力技术,用 2 个持针钳把弯曲的 Gore-Tex 缝针拉直。

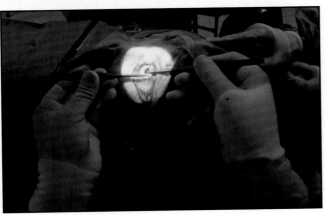

　　手对手接力技术:要提醒助手保持 Gore-Tex 缝线不从术野滑落。这种缝线不是为眼科设计的,而且很长。

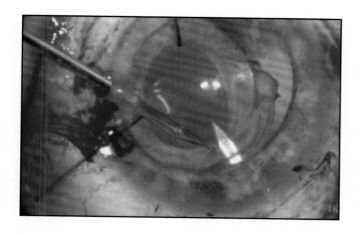

25-G 对接针头通过巩膜隧道切口的后部(距巩膜突 3~3.5mm)进针。当开始进针时,针头的方向应该与巩膜垂直,但进入眼睛后,针的方向应与虹膜平面平行(见下页图 1 和图 2)。

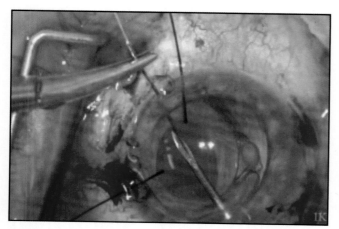

缝线的缝针应该穿过粘连的囊袋,正好在光学部和襻连接的"腋窝"处。可以用一个显微眼内钳来帮助缝针定位于上述位置。有时预置 Gore-Tex 针进一个对侧穿刺口以准备对接是有利的。保证针道不要有任何的角膜组织,每根缝针都可以通过穿刺口自由进入前房。通过对接针出针时要小心,以免缝针在眼内扭曲。避免任何横向运动,因为这可能增加撕裂囊袋和缝线豁开的风险。

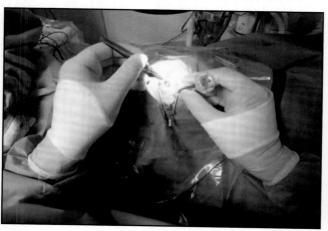

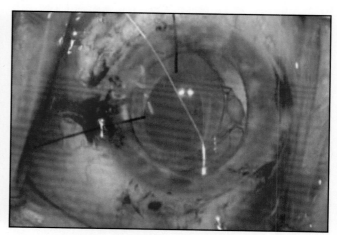

1.进针位置

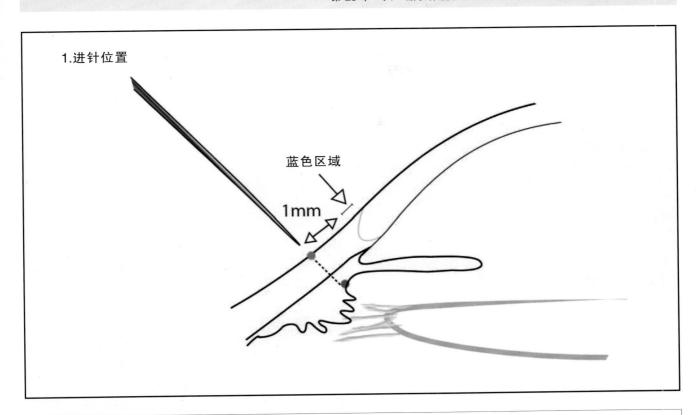

蓝色区域

1mm

睫状沟固定的进针位置和方向变化的示意图。针入应垂直于巩膜，在蓝色区域（对应角膜缘）末端后 1mm 处。一旦针进入巩膜层间，针头应转 45°,平行于虹膜平面穿过睫状沟(虚线箭头所示)。

2.进针方向

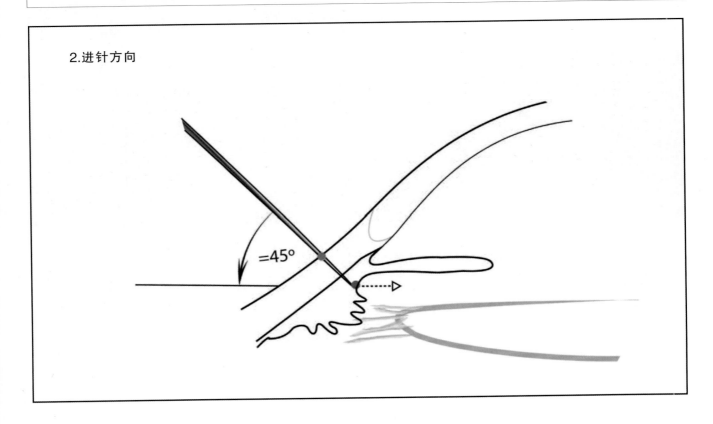

=45°

- 25-G 针第二次在巩膜突后 1mm 处(在巩膜隧道切口的前部)进针。
- 这一次,把针移到 IOL 囊袋复合体的上方和虹膜下方。当第二次对接针时,25-G 针的方向变化更加明显。
- 用类似的方式对接 Gore-Tex 针。

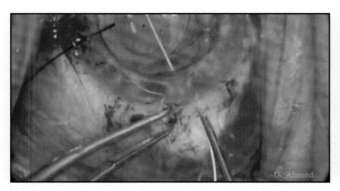
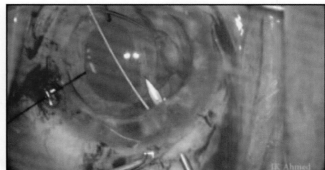

拔出针后,缝线就在晶状体襻的位置套了一个圈。拉线不要过紧。在对侧襻也被缝线套住后再调整 IOL 处于居中位置。可以使用 Kuglen 虹膜钩来确保线圈位置适中。

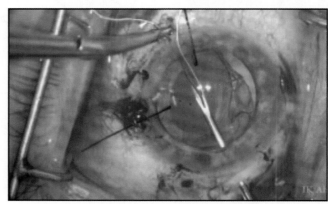

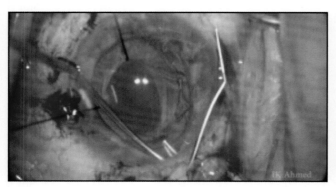
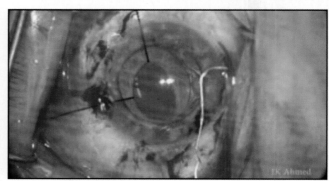

打一个滑结不用拉紧线结,以便于在确保对侧襻位置合适后再确定最终的位置(见第 11 章滑结示意图)。

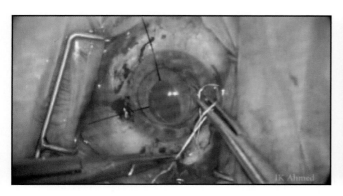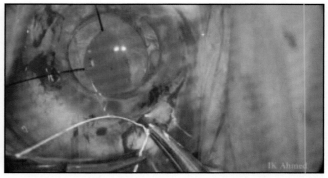

在距第一个缝线圈 180°的位置做同样的巩膜隧道切口及进行线圈环套缝合技术。如果囊袋难以被缝针刺穿，可以使用一个 Kuglen 虹膜钩来提供一个反作用力以便缝针穿过囊袋。

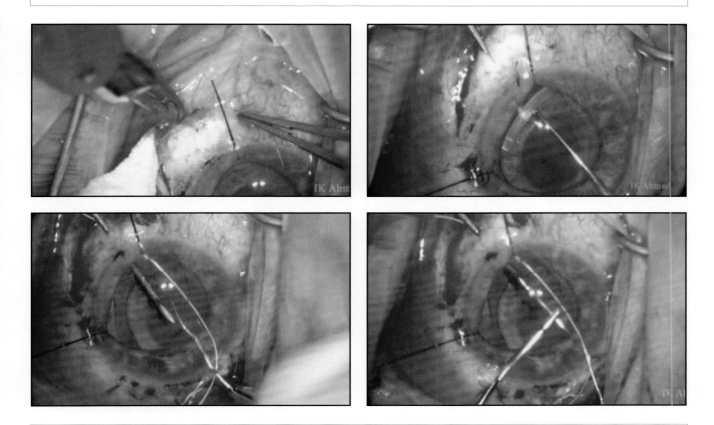

如果 Gore-Tex 线的缝针针头在对接针头外，可以使用一个显微眼内镊通过角膜切口来帮助 Gore-Tex 线的缝针针头进入对接针里。

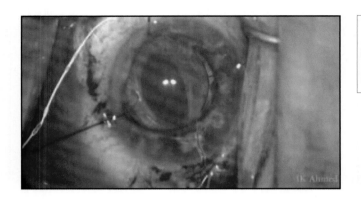

接着通过轻轻调整两边的滑结使 IOL 居中。注意:最好线结是可以来回滑动的,因为如果要重新调整 IOL 的居中位置,过紧的线结会很难被解开。

- 线结打紧后,剪短线尾并向内旋转线结。可以用一只张开的打结镊的一端将结推入巩膜"隧道"中。
- 前房内注入 Miochol(乙酰胆碱),前房内用 27-G 单管针头注入平衡盐溶液手动清除黏弹剂。自动的灌注/抽吸清除黏弹剂会使 IOL 位置不稳定或玻璃体前移。

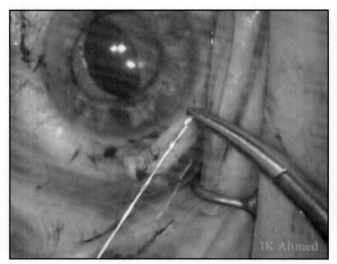

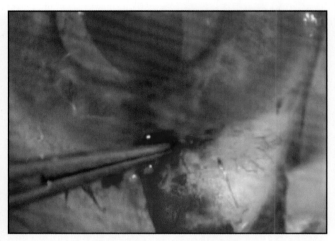

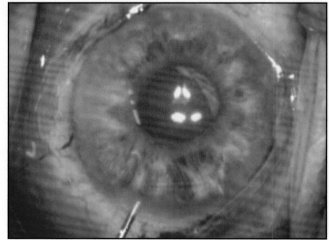

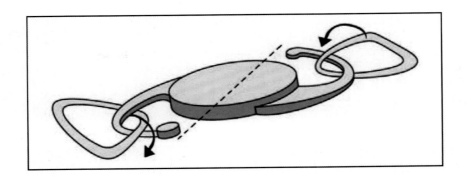

通过缝线行进方向产生的扭矩平衡,可避免 IOL 倾斜。

相反的缝合方向通过 IOL 襻的上下方平衡了缝合产生的扭矩,防止 IOL 倾斜。虚线表示旋转轴,箭头表示两端缝合各自产生的倾斜方向。

一个好方法需要谨记:在 IOL 襻上方的缝线要越过襻的最顶端,而襻下方的缝线要在距离最靠近 IOL-襻连接处的位置通过。

（林英杰 译　巫雷 校）

第 **26** 章　虹膜缝合术

引言

　　虹膜修复有几种可能的原因：有的情况是为了美容，有的情况是功能性的（提高光敏度），还有一些情况是为了支撑前房型 IOL。根据具体情况可有很多技巧。我们将讨论基本的缝合和虹膜烧灼原理。在后面的章节中，我们将讨论在某些特定情况下的技术。最重要的评估是在裂隙灯下进行的，特别是使用房角镜检查，以确定术前虹膜的数量和状况。

要点

　　● 在前房内麻醉或神经阻滞后使用 Miochol（乙酰胆碱）缩瞳。不要在散瞳下操作。

　　● 使用显微虹膜钳，判断有多少虹膜组织是可以活动的。有时，可以用两个显微器械来夹持虹膜，把两段虹膜连接在一起，来模拟缝合后虹膜组织的状态，看看其是否能拉伸得足够远。

　　● 在距离缝线穿过虹膜的初始部位约 1 个钟点的位置做侧切口。

　　● 不要对前房施压，否则会出现前房过深，导致虹膜缝合困难。更严重的是当拉紧缝线时，可导致虹膜出现撕裂。

　　● 当缝针在对接针内时，不要向后退对接针，因为后退会减少对缝针的控制，而且针会在眼内扭曲。相反，一旦针被对接，当对接针头有轻微后退时，应该从对面的角膜伤口轻轻地将缝针往前推，同时最小限度地拔出对接针。当缝针被对接套管针带出眼外，取出对接套管针后，可用持针器把缝针拉出眼外。

　　● 虹膜灼烧可以用来收缩虹膜组织，以便使括约肌或瞳孔中心向灼烧区域"移动"。其还可以用于局部牵拉虹膜向烧灼的括约肌边缘移动，起美容作用。

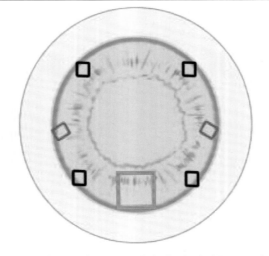

　　● 常规主侧切口，附加侧方穿刺口，以便于针对接。

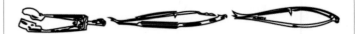

　　● 显微手术器械，包括显微镊和持针器
　　● 显微手术器械，包括显微剪。
　　● 带 CIF-4 或 PC-7 针的 10-0 聚丙烯缝线。
　　● 极细双极烧灼器（笔尖粗细）。
　　● 27-G 套管针头。

Siepser 滑结

Siepser 滑动结的优点是能在虹膜组织上打结而不干扰虹膜组织(像 McCannel 缝合就会将线结拉到穿刺口内),而且不需要额外的显微器械。其会比其他技术更耗时,而且学习曲线更长(请参阅 http://www.ncbi.nlm.nih.gov/pubmed/7944159)。

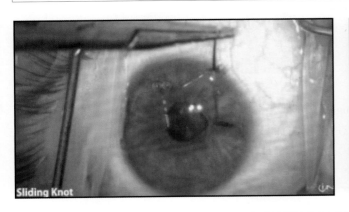
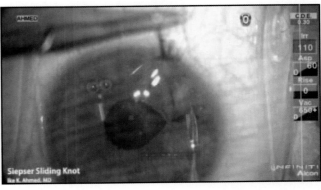

制作了两个相对穿刺口以利于缝针的通过。从一个切口到另一个切口的假想线应该大约与缺损区呈 90°,并平分缺损区。有时,这些侧切口会比其他的更靠周边,这将取决于缺损的位置和程度。通过前后"摆动"将 10-0 聚丙烯缝针插入远端侧切口,并通过前后摆动以避免带入基质层纤维组织。可以用一把显微眼内钳抓住即将穿针处的虹膜组织。第二次(另一边虹膜)穿过完成后,将一根 27-G 的对接针通过对侧穿刺口插入,用于对接缝针。为了将针引导出眼外,需要用缝针和 27-G 对接针头。进行"推送-牵拉"组合动作。不能只是牵拉,因为针头可能会从对接针头中脱出。不要仅作推送,因为这会对角膜和虹膜产生过度的向下的作用力,还可能累及晶状体。

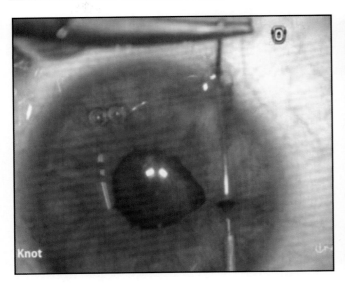
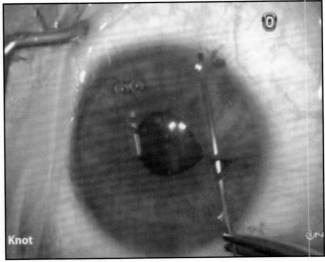

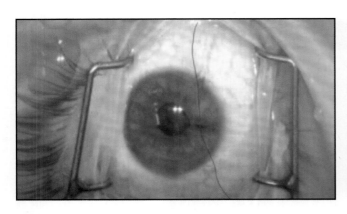
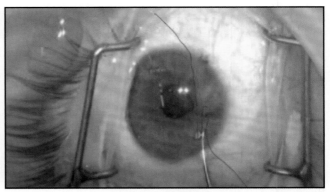

缝线有近端股和远端股。通过近端穿刺口伸进 Kuglen 虹膜钩,钩住远端穿刺口旁的缝线。通过近端穿刺口将缝线拉出眼外,形成一个缝线圈。圈的一端是穿过虹膜的,而另一端是通过远端穿刺口的。在圈的两侧拖动可以帮助识别它们。关键是在开始任何缝合操作之前要正确地识别它们。

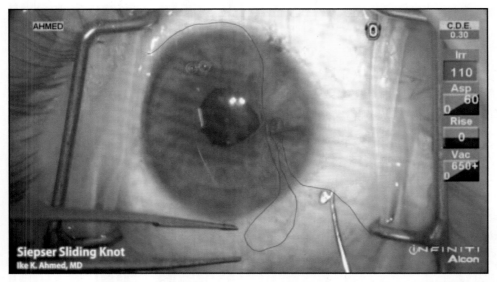

剪短近端股缝线。用系线镊把远端缝线圈的其中一股线(缝线股 1)绕着另一把显微系线镊的前端,共绕 3 圈。

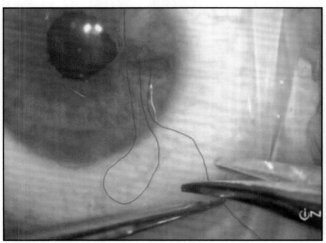
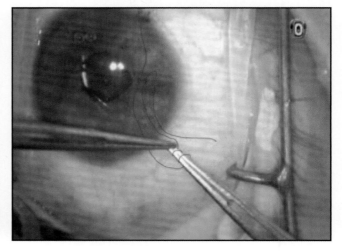

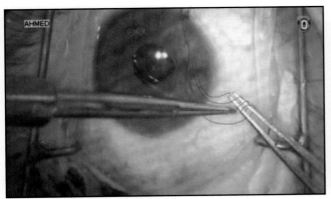

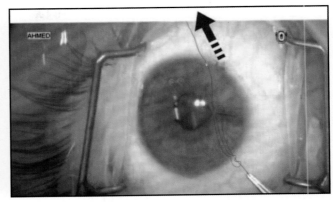

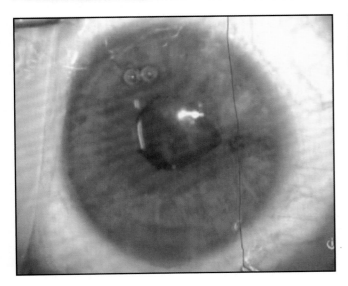

然后用已经被缠绕了 3 圈缝线的镊子抓住近端股(缝线股 3)。

用另一把镊子(图中的左手),抓住靠近远端穿刺口内的远端股,并拉动缝线使线结滑入眼内。不要拉近端线尾,不然就打不成结了。

当第一个三重线结打紧后,使用同样的方法,重复地做单线圈,但与第一个结缠绕镊子的方向相反。第三次打结,做一个与第一次三圈线圈方向一致的单线圈,然后整个线结就打好了。用眼内剪刀在结的上方剪断缝线。如果没有显微剪,也可以使用 25-G 的针来切断缝线。

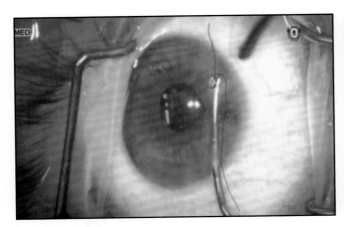

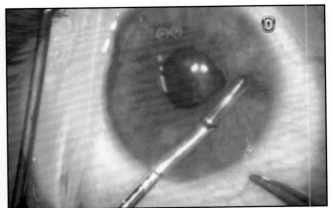

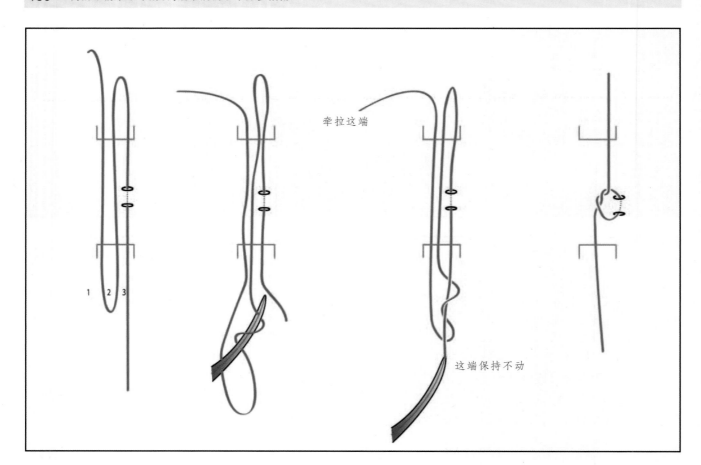

Ahmed 线结或 McCannel 改良线结

该技术是 McCannel 技术(参见 http://www.ncbi.nlm.nih.gov / pubmed / 778720)的一个改良。这需要用显微缝合工具在虹膜组织上拉结。其在概念上比 Siepser 滑动结更简单,不干扰虹膜组织。这是我们缝合虹膜组织的首选方法。

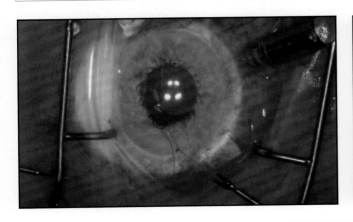
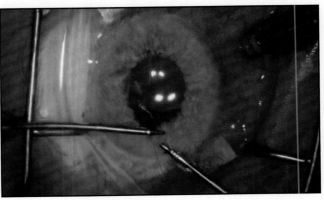

在用上面的缝合方法通过虹膜后(本例中为瞳孔缩小成形术,但该技术也可用于简单的虹膜缺损修复),使用 Kuglen 虹膜钩将缝线的两个末端从同一个切口拉出。用非优势手上的系线镊(或本例中的显微打结镊)把缝线在弯头的显微打结镊上缠绕 2 或 3 圈。

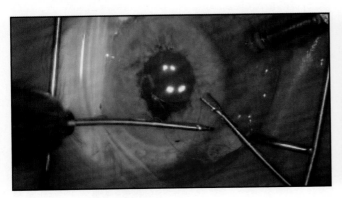
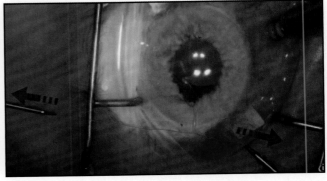

　　用显微打结镊把缝线的一个末端固定在眼外，另一端用显微眼内钳引进眼内。这样，原位缝合虹膜且线结被带进缝线通过区域的上方，不会像传统的 McCannel 法那样过度损伤瞳孔。

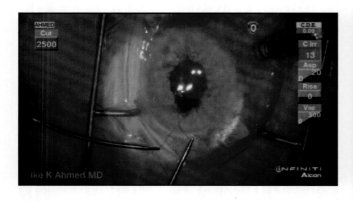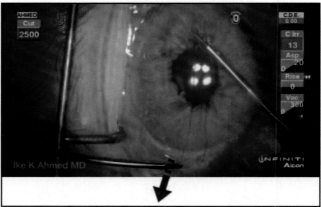

　　这些步骤重复两次以上的单圈缠绕，每次线圈缠绕在相反的方向，以配置 3-1-1 线结结束。最后，用显微眼内剪将缝线剪断。

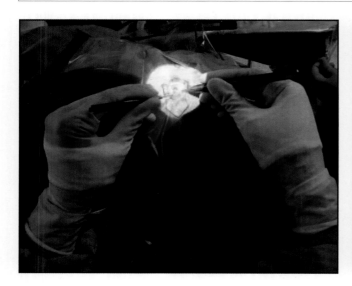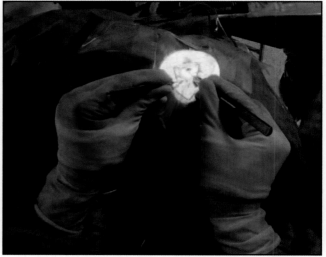

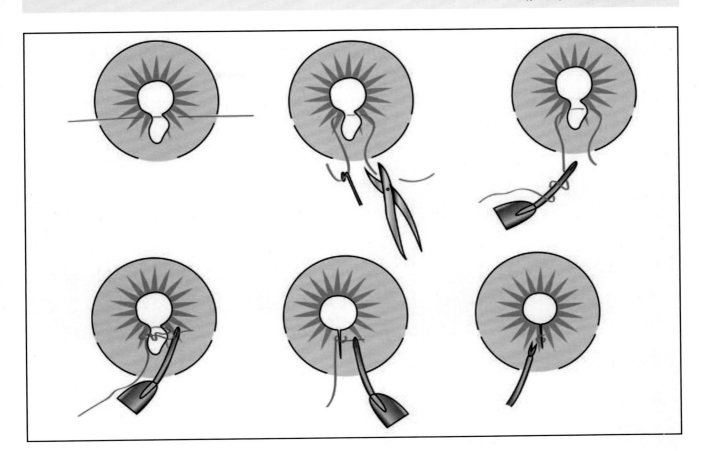

眼内打结技术

　　眼内系结似乎很有挑战性。然而,使用两个显微眼内打结工具,可以很容易地完成。关键是要做足够宽(约 2mm)的穿刺口,以允许器械适当地移动。缝线的长端要保留在眼外,短端在眼内 3~5mm;否则会造成前房内缝线过多。用弥散型黏弹剂将游离的虹膜色素推离手术视野,确保视野清晰。

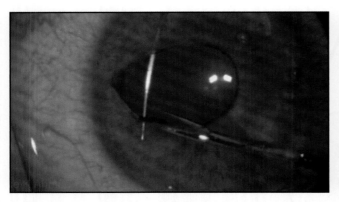
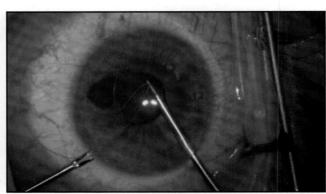

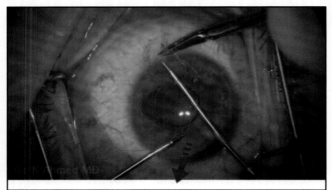

　　当缝线穿过虹膜组织,手术医生应该规划缝线长端和短端的位置。长端在非优势手地附近打结会更容易。长端通过最初的穿刺口并保持在眼外。此外,可以用 1 个 Sinskey 调位钩通过靠近非优势手的切口钩出缝线长端。当操作长端时,注意不要把对侧缝线从虹膜中拉出来。为了制作缝线短端,可使用 Westcott 剪刀在穿刺口附近剪断在眼外长端对侧的末端缝线。通过拉回在眼外部分的长端,同时将短端慢慢拉入眼内。

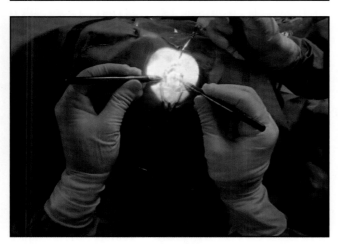

　　通过两个相对的穿刺切口置入两个显微眼内钳——像刀和叉一样的放置位置是最佳的。缝合时让短端和长端成 90°，线尾向上，使打结时更容易抓住缝线尾端。可以使用显微眼内镊或者 Kuglen 虹膜钩帮助进行。内聚型黏弹剂有助于保持这种状态。非优势手将缝线的长端绕在优势手的显微器械上。

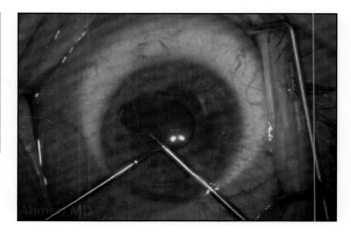

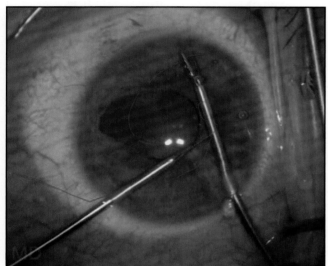

　　然后用优势手的器械抓住缝线的短端。通过穿刺口用显微眼内镊将长端缝线向外拉，直到线圈覆盖在组织上。抓住缝线的外露部分牵拉长端，同时保持短端固定，将组织破坏程度降低到最小。短端也回到其的位置，就像前面描述的准备做线圈缠绕的位置。然后，在原线结重复以上步骤做线圈打结。用显微剪剪断线。剪断的时候用显微眼内钳抓住短端，以方便从眼内取出。最后需要确认短端从眼内取出。

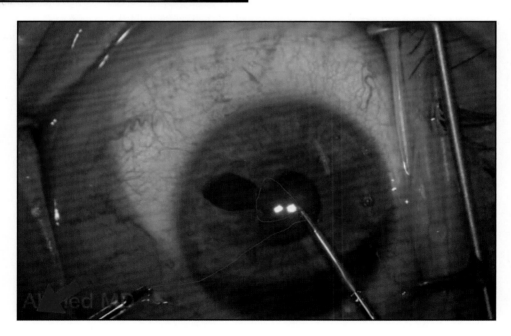

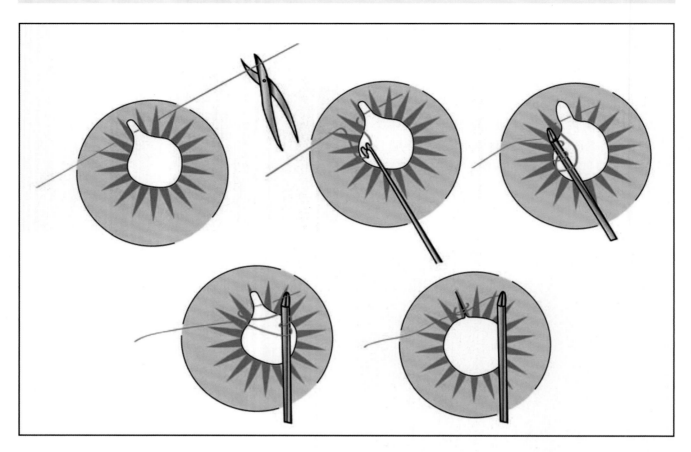

(林英杰 译　巫雷 校)

第 **27** 章 房角分离术

引言

房角分离术是将前房角中前粘连的周边虹膜轻柔地分离开,用于改善小梁网的房水流出,或者在行虹膜修复时用于松解粘连的虹膜组织。该技术的优点是房角操作的全过程可视化,在减少出血的同时帮助手术医生确保周边虹膜组织在操作过程中受到的创伤最小。

要点

● 用单面房角镜,最好在镜子下方有弧形凹陷空间,便于观察房角。成像是翻转倒置的。弧形凹陷空间可利于镜下器械的操作。

● 注意事项:通过房角镜看到的图像是倒置的;镜子很容易旋转,可伤及角膜内皮!

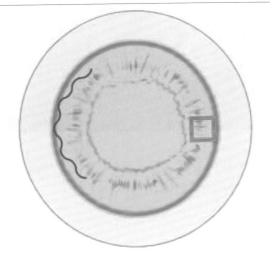

● 在需要分离的虹膜前粘连区域的对侧做 2.0mm 切口。

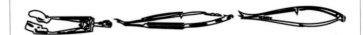

● 显微手术器械,显微眼内镊,显微眼内钳。
● 单面房角镜(这里使用的是"Ahmed"透镜)。
● 前房乙酰胆碱。
● 内聚型黏弹剂。

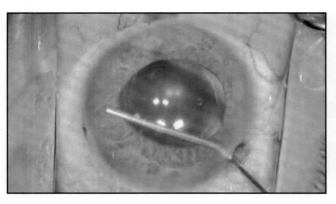 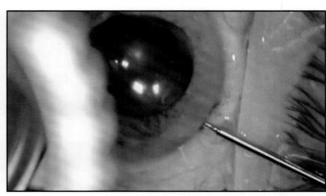

- 给予缩瞳准备，特别是当房角分离术是在另一个需要散瞳的眼内操作之后时。使用内聚型黏弹剂将前房角的虹膜向后推，注意黏弹剂不要过量。
- 在周边虹膜前粘连区大约 180°方向做一个 1.5~2.0mm 切口。

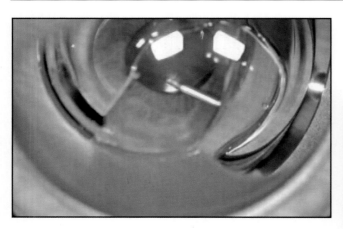

- 在角膜上放置耦合剂，如内聚型黏弹剂或甲基纤维素，以改善前房角镜图像清晰度。

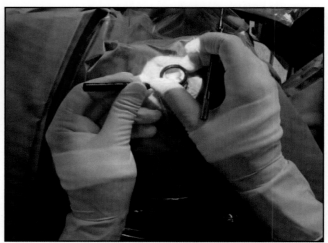

- 房角镜由非优势手扶持。
- 避免对眼睛施加向下的压力，因为这会使角膜产生皱褶，从而阻挡视野。镜头应"悬浮"在耦合剂上，不与角膜直接接触。最直观的证据就是当镜头和耦合剂之间刚好形成半月面时。

- 如果使用的是单面镜，镜子应朝向待治疗区 180°，通常对应切口的位置。

- 显微手术技术：将显微眼内镊通过穿刺口直接进入需要分离的虹膜前粘连区域。
- 房角镜凹陷的部分便于镜下器械操作，且操作不受房角镜的限制。

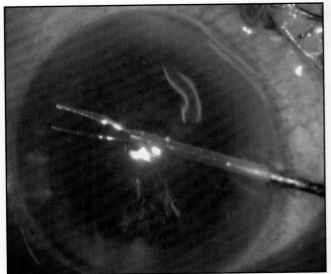

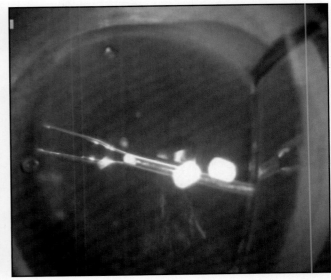

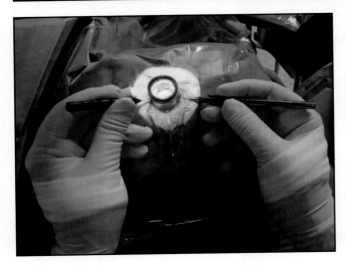

　　通过房角镜的中央镜可以在直视下观察到镊子直接进入前房角（不是通过反光镜）。一旦器械进入周边房角，通过反光镜呈现给手术医生的是对侧的房角图。通过反光镜可以很容易地进行前后（垂直）调整，而水平调整则通过中央镜更容易。

　　想要获得房角镜下足够清晰的图像，可以通过中央镜下的视野向下调焦。

张开眼内镊口将周边虹膜轻轻向下推,然后夹起根部虹膜向中心轻柔地牵拉(分离房角)。

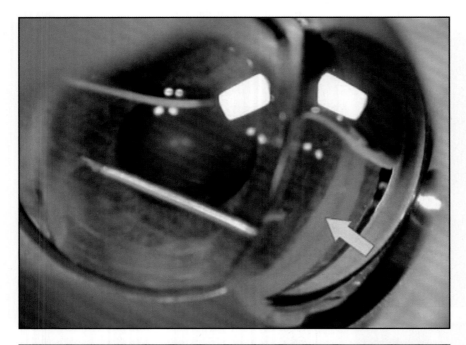

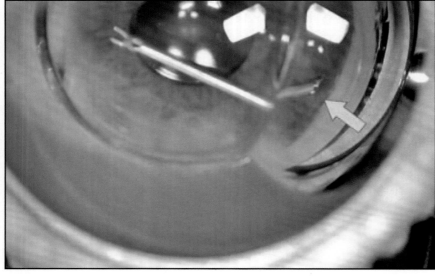

- 当关闭钳口时,确保不要同时向后拉,要保持在同一位置上操作。

- 如果房角出现明显出血,可向眼内注射黏弹剂,进行压迫和填塞。这些操作最好在直视下进行,注意不要将血液推向角膜内皮面或可视平面,因为这会阻挡视野。

- 虹膜前粘连的松解是通过反复抓取周边虹膜向中央牵拉,沿着房角方向每次移动一个钟点。

- 除了显微镊操作外,另一种方式是使用超声乳化仪的灌注/抽吸(I/A)手柄。

- 当在周边房角使用 I/A 时,抽吸口向下,然后使用负压吸引,通过 I/A 手柄非常轻柔的向下做分离运动,类似于本章中显微镊的作用。

(李莉 译 周莉 校)

第 **28** 章 瞳孔移位的瞳孔成形术

引言

在虹膜修复的病例中,瞳孔移位是特有的问题。移动瞳孔中心的同时,又不增加其缺陷,是有挑战的操作。往往需要多种技术联合使用。在一些病例中,需要用到虹膜灼烧术和部分虹膜环扎术;而在另外一些病例中,则需要松解切口,使虹膜组织移动到缺失的位置。在此,我们以 1 例联合使用了多种技术治疗的先天性瞳孔异位的病例进行讲解。

要点

- 在缝合之前,使用虹膜烧灼术,以便瞳孔可以顺利合拢。
- 首选间断缝合。与部分虹膜环扎术相比,间断缝合时单次缝合组织更少,尤其在已行虹膜松解的病例中。

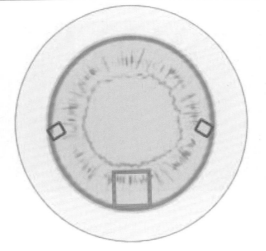

- 主侧切口及在预计缝合和对接部位的附近做穿刺口。

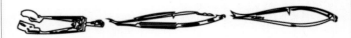

- 显微手术器械,包括显微眼内钳和持针器。
- 显微手术器械,包括显微眼内镊。
- 10-0 聚丙烯缝线,带 CIF-4 或 PC-7 针头。
- 双极烧灼器(笔尖式)。
- 27-G 套管针头。

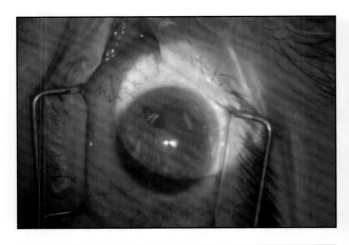

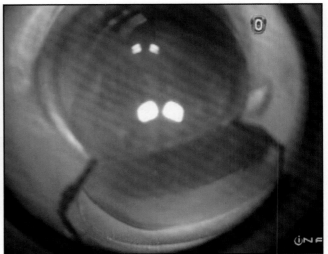

使用房角镜可以查看虹膜组织的粘连范围;如果有足够的虹膜组织,行松解切口有利于虹膜组织的复位。必要时可行房角分离术,使粘连在房角的周边虹膜松解复位(详见第 27 章)。

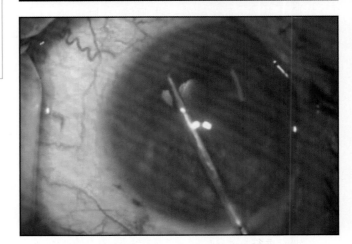

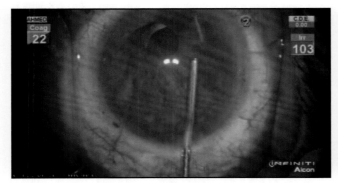

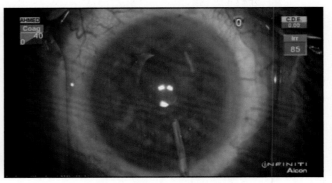

虹膜烧灼术可以收缩虹膜组织,以复位瞳孔。烧灼使用线性模式。在通常情况下,只需要轻微的烧灼。虹膜组织向烧灼的位置集中移动,可利用此现象,在合适的位置进行烧灼,并调整瞳孔括约肌边缘使其变得更圆。烧灼位置的虹膜组织产生收缩。可能需要在多个不同的位置进行多次烧灼。如果烧灼未松解的虹膜组织,最好从一开始就进行缓慢地操作,一旦不注意可能使情况恶化(反而会加重缺损)。而且烧灼位置靠近瞳孔缘时,对瞳孔的影响更大,因此应需要谨慎操作。

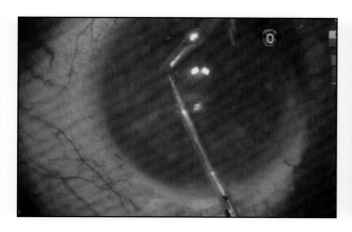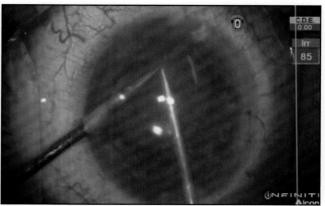

使用显微眼内钳和显微眼内剪进行松解切开。操作时的切口方向应垂直于虹膜,使切口更加微小。

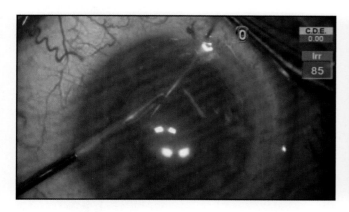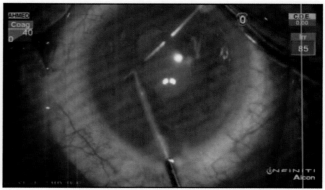

　　然后进行间断缝合,对位缝合松解切口最内侧的两边虹膜组织。进而减少虹膜向外的张力。如果没有虹膜切开松解,瞳孔则难以复位达到最佳的居中位置。使用显微眼内钳抓虹膜边缘,并用带 10-0 聚丙烯缝线(Ethicon, Inc)的 CIF-4 针头通过穿刺口进行虹膜缝合。在操作过程中应避免针头横向移动。使用显微眼内钳将虹膜组织送到针头上,更加容易保持针头的稳定。使用 27-G 钝冲洗针头经侧切口伸入眼内引导针头穿出前房。虹膜缝合术可参考第 26 章。

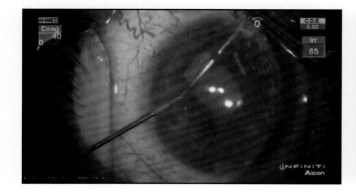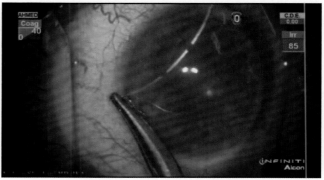

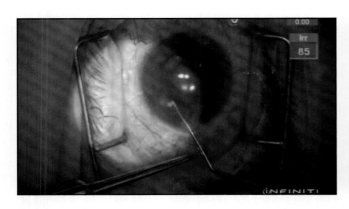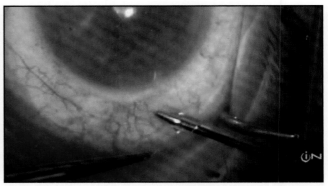

此案例中,我们进行了两次 Ahmed 式间断缝合(McCannel 改良)未闭合离断虹膜组织。关于线结的阐述,详见下页。

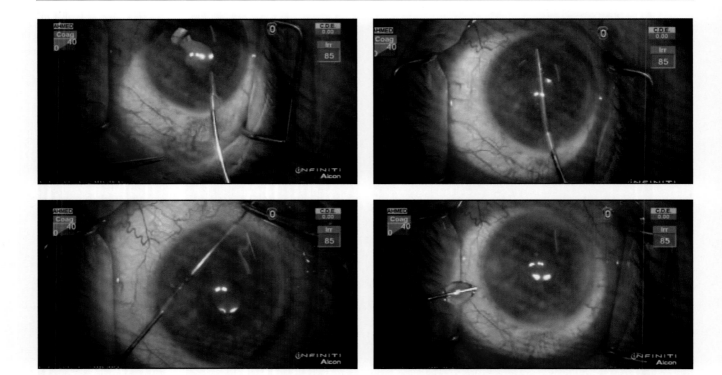

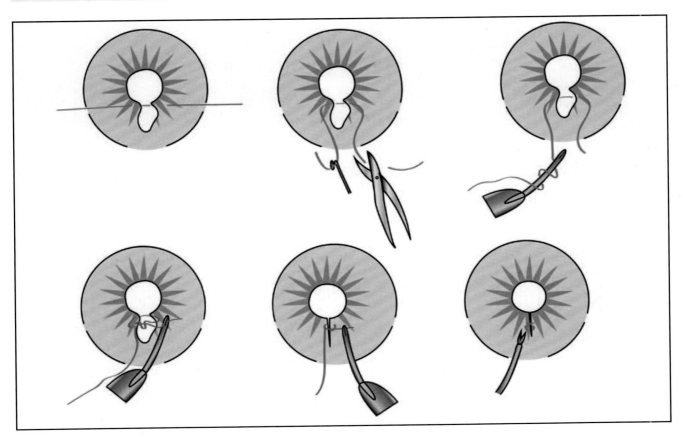

（周莉 译　李莉 校）

第 **29** 章 虹膜环扎术

引言

无张力、散大的瞳孔可引起患者严重畏光。此外,在这种情况下行晶状体摘除联合 IOL 植入术后,光线通过散大的瞳孔照射到 IOL 边缘,存在术后眩光的潜在风险,则需要进一步进行手术治疗。虹膜环扎术为这种情况提供了一个很好的解决方案,并且可以制作一个特定大小的圆形瞳孔。

要点

- 考虑到长针头穿过小范围的虹膜组织的精细操作存在困难;通常将双手的活动分解为单独的分步骤活动,会比双手同时操作更加方便。
- 缝合穿刺点位越多,瞳孔缘形态会更加光滑和更加圆。
- 策略性地利用多个切口的优势。
- 参照第 26 章有关虹膜缝合的要点。
- 正如此前多次提到的,平衡使用优势手和非优势手!

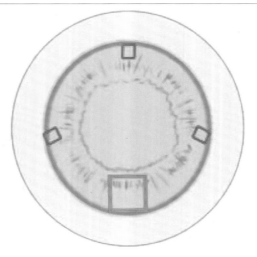

- 在预设的缝合位置及对接的位置做辅助切口、颞侧切口和鼻侧切口。

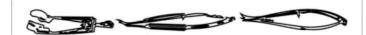

- 显微虹膜镊。
- 显微眼内镊。
- 显微剪。
- CIF-4 针头双针头上的 10-0 聚丙烯缝线(Ethion, Inc)。
- 持针器。
- 内聚型黏弹剂。

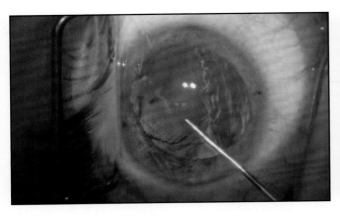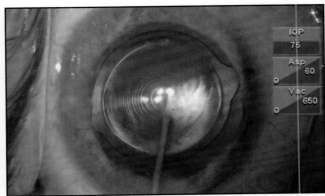

- 前房注射乙酰胆碱,最大限度地收缩瞳孔。
- 前房注入黏弹剂填充至整个前房。
- 使用显微虹膜镊将瞳孔边缘向中心牵拉,缓慢辅助瞳孔收缩。
- 在缝合前,可以为全周虹膜收缩的一致性提供初步评估。

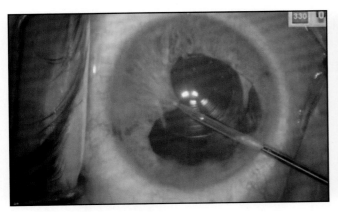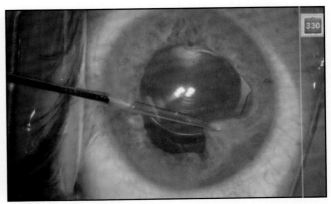

- 10-0 聚丙烯缝线从鼻侧辅助切口进入前房。
- 另一只手使用显微镊夹住对侧瞳孔缘,针头在距离瞳孔边缘 0.5mm 的位置穿过虹膜,针头方向指向瞳孔中心。
- 第一次穿刺缝合成功后,则将针头大致旋转 45°。
- 开始穿过虹膜基质后,保持穿刺位置位于瞳孔缘内约 0.5mm,间距约为 1mm。

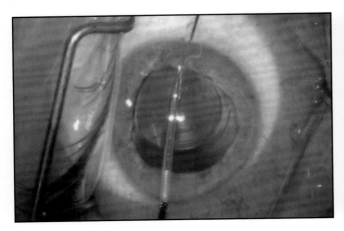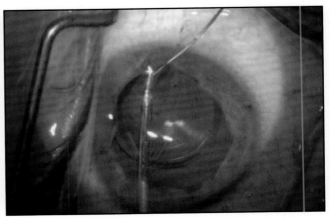

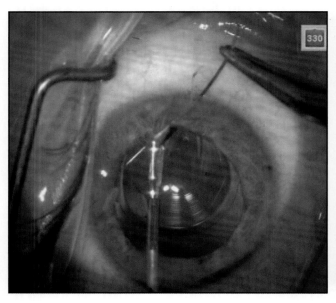 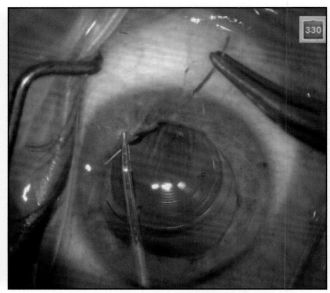

- 缝合进针时,需要依靠显微眼内镊完成大部分的工作。
- 随着显微镊将虹膜送到针头,并保持针头固定,同时缓慢进针。因为针头相对来说很长,并且不灵活,所以需要在很大程度上保持静止。
- 显微眼内镊在将虹膜组织送至针头的过程中,走形轨迹应当近似圆形,而且在进行下一步缝合进针之前,将收集到针头的组织推送至针头的另一端。
- 缝合虹膜组织不应太少,以免出现"切线奶酪效应"(虹膜豁开)。

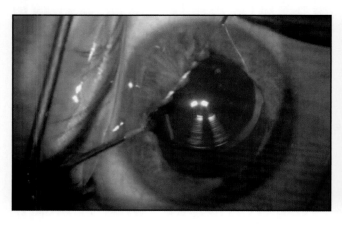 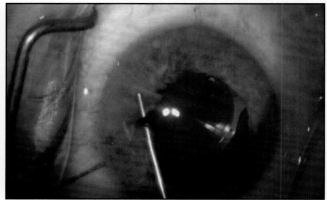

- 当接近上方或下方穿刺口时,退出显微镊,通过所接近的穿刺口插入黏弹剂针头。
- 将针插入黏弹剂针头中,通过针头的引导将针和缝线带出眼外,并避免嵌顿角膜纤维组织。
- 轻柔出针,让缝线缓慢前进。
- 缓慢移动,快速移动可能导致虹膜撕裂或者房角出血。
- 当穿出针头时,可以考虑使用钝的黏弹剂针头,为虹膜提供阻力,以防止虹膜沿着缝线移动而嵌入到穿刺口中。

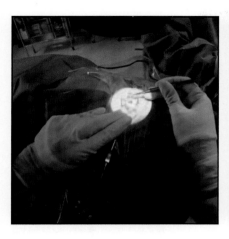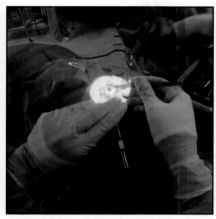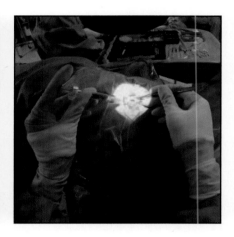

首次缝合在鼻下方完成，握住持针器的手应保持相对静止，而用握持显微眼内镊的左手完成大部分操作。然后，用 27-G 钝针头和缝合针进行对接并引导出眼外。

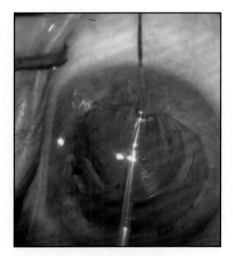

- 对于鼻上象限，则重复上述相同的步骤，从鼻侧穿刺到对侧的过程中，一只手拿持针器，另一只手拿显微眼内镊。
- 当开始缝合另一侧时，需要确保第一个虹膜进针点靠近上一次缝合的第一个进针点。如果间距过大，可能会导致瞳孔中心偏移。

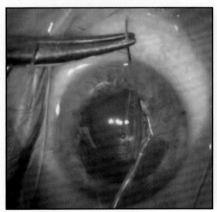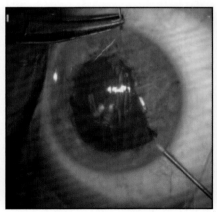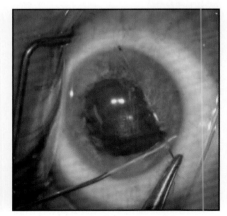

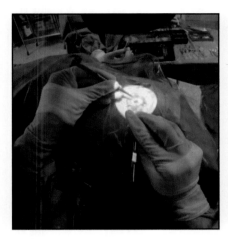 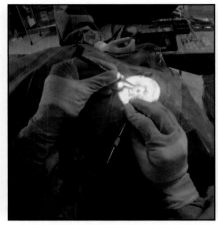 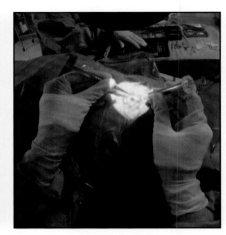

在鼻上象限对器械进行换手操作。同样，大多数操作都是由显微眼内镊完成。

- 每完成一次操作后，您将继续重复相同的缝合操作，从先前退出针头的穿刺口处重新进针。
- 注意在每次穿刺进针的过程中，切勿卡在角膜上。
- 本次也正如上面所述，使用同样的对接技术，从颞侧切口退出双针。使用相同的 27-G 钝针头辅助，防止在出针的过程中虹膜沿着切口脱出。

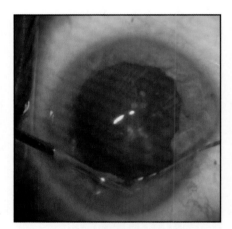

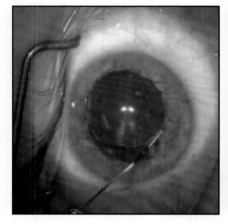 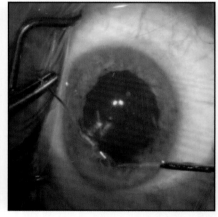 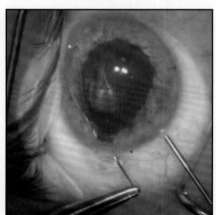

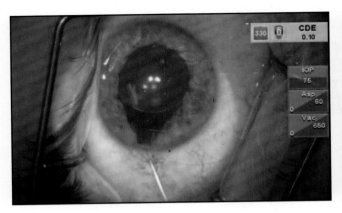
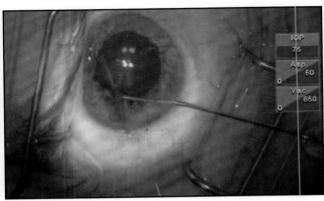

- 给缝线提供适当的张力，调整以达到与对侧眼相同的瞳孔大小。一般而言，3~3.5mm 瞳孔大小即可将眩光降至最低水平，并且满足对眼后节的检查。
- 有关 Ahmed 式缝合术（McCannel 改良），请参照本章末尾示意图，其使用了直式打结镊和显微打结镊。
- 打结并剪线后，使用 Kuglen 虹膜钩沿着缝线走形调整虹膜组织，使瞳孔边缘更加平滑。

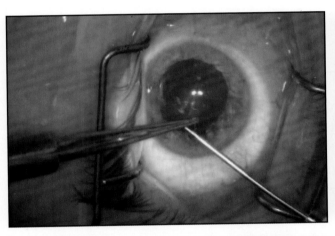
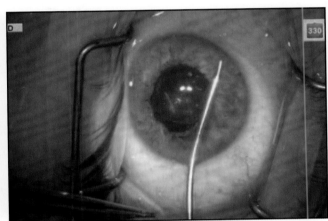
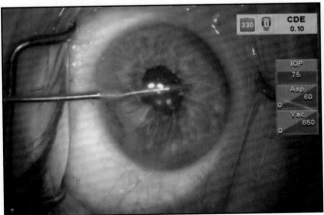
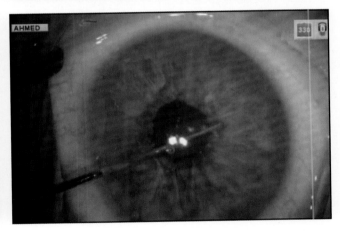

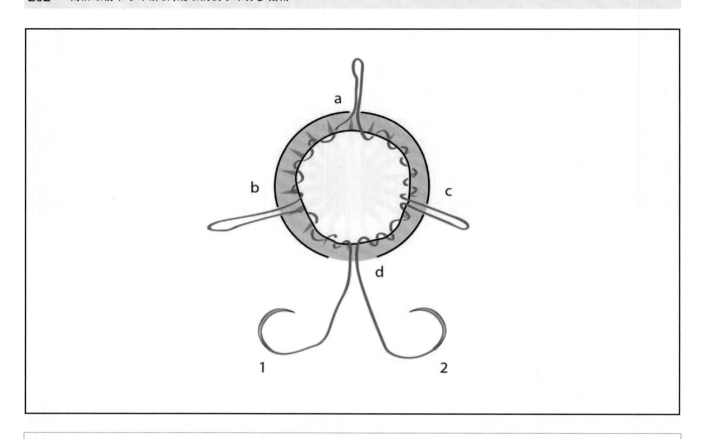

　　上图展示了缝线在收紧之前的走形轨迹。针头 1 穿过鼻侧切口,经过多次连续间断穿刺进针,直到切口(b)处出针,然后将针头旋转 180°,重新在切口(b)处进针,继续行多次连续间断地穿刺进针,直到颞侧切口(d)处,从切口(d)处出针。缝线另一端针头 2 同样穿过鼻侧切口,对另一半的鼻侧虹膜进行多次连续间断地穿刺进针,直到切口(c)处并从此处出针,将针头旋转 180°重新在此处进针,同样连续间断地穿刺进针,到达颞侧切口(d)处,并从切口(d)处出针。注意:颞侧、上方以及鼻侧的线环应当比图示短,此图的长度只为达到图示的目的。

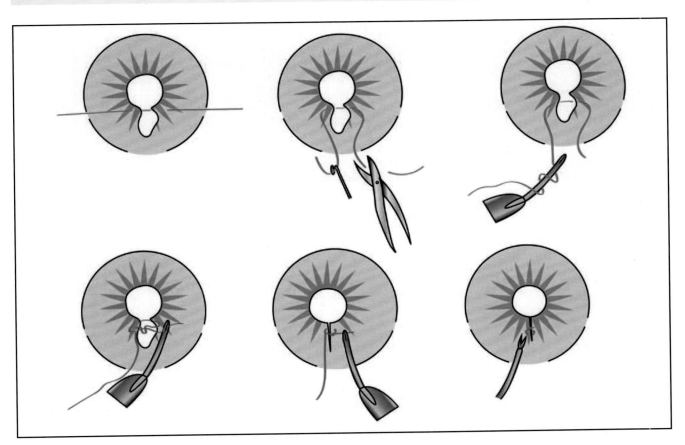

（周莉 译 李莉 校）

第**30**章　虹膜隔环与人工虹膜植入术

引言

　　治疗小范围的虹膜缺损可以考虑囊袋内植入节段性虹膜隔环。完整的囊袋是手术可行的前提，所以手术时机大多选择在白内障手术中晶状体摘除后。理论上，白内障术中植入 I-OL 后，只要囊袋可完整无损的扩张开虹膜隔环即可顺利植入。在完全无虹膜时，则需要植入虹膜假体。囊袋完整的情况下，可以在囊袋内植入人工虹膜。对于虹膜扇形部分缺损的，我们倾向于采用 Morcher 96 节段性虹膜隔环，同时联合或不联合虹膜成形术；对于虹膜完全缺损或大部分虹膜缺损者，我们更倾向于 HumanOptics 人工虹膜（无囊袋组织）或 Morcher 50E 全周虹膜隔环，前者有非常显著的改善患者外观的美容作用，但是因为是定制的，通常成本较高。所有这些植入物在解决畏光方面有类似的效果。

要点

Morcher 96/50 系列：

- 植入虹膜隔环类似于不使用推注器的情况下植入囊袋张力环，囊袋必须用内聚型黏弹剂完全填充。
- 植入鳍状节段性虹膜隔环时，应先植入鳍状节段；不要将其最后植入，否则操作起来会比较困难。
- 理想的节段性虹膜隔环植入到位置，应在 IOL 植入之前操作。
- 可以进行节段性虹膜隔环植入和瞳孔成形的联合手术。

HumanOptics 人工虹膜：

- HumanOptics 人工虹膜想要植入到理想的位置，应在植入 IOL 之后操作。
- 正常眼球的 HumanOptics 人工虹膜直径为 9mm，可根据眼球大小调整。
- 囊袋内植入，可使用无纤维的人工虹膜型号。

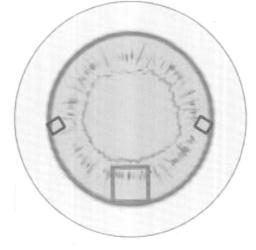

- 标准超声乳化 3.25mm 切口的位置示意图。

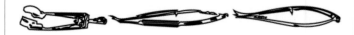

- Sinskey 调位钩或 Kuglen 虹膜钩。
- 显微眼内钳。
- HumanOptics 角膜环钻。
- 虹膜隔环的选择:Morcher 96 或 50 系列,HumanOptics 人工虹膜。

在这个病例中,患者患有部分虹膜缺损,我们植入了 Morcher 96E 节段性虹膜隔环来治疗其眩光和畏光。该病例同时也进行了 IOL 置换,但我们要在 IOL 取出(见第 24 章)后进行节段性虹膜隔环的植入。弥散型黏弹剂用于保护角膜,内聚型黏弹剂用于充分填充囊袋。

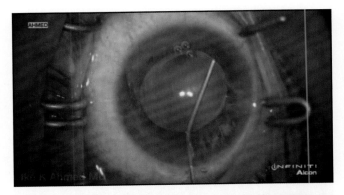

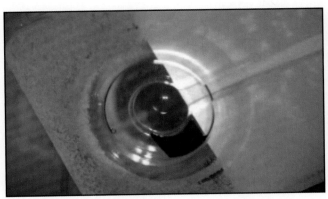

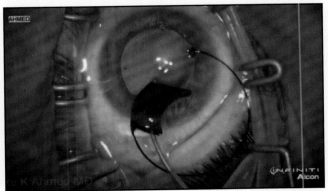

不要将虹膜隔环翻转过来,因为顺时针旋转更容易。可使用无齿镊通过 3mm 透明角膜切口,首先植入人工虹膜隔环的鳍状节段,然后使用 Sinskey 调位钩或 Kuglen 虹膜钩按压于虹膜隔与环的连接处,通过囊口旋转植入囊袋内。

为便于虹膜隔环鳍状节段的植入,通常必须扩大颞部透明角膜切口。请参考制造商的指导规格,因为不同尺寸的植入环需要不同的切口直径。

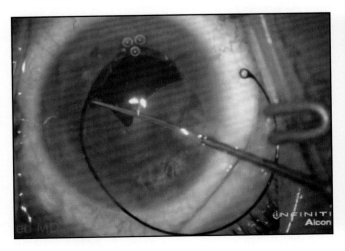

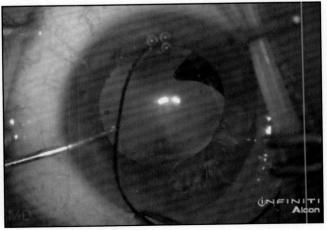

与植入囊袋张力环的操作相似,双手操作 Sinskey 调位钩和 Kuglen 虹膜钩,引导虹膜隔环进入囊袋中。将 Sinskey 调位钩插入虹膜隔环尾部孔中,以 Kuglen 虹膜钩在环的前段作为引导,可以顺利地将虹膜隔环植入囊袋内。

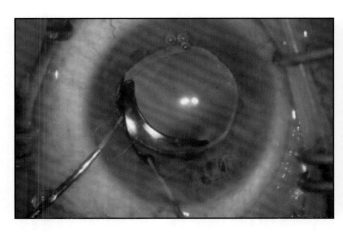
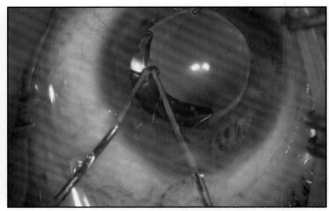

　　植入过程中避免过度弯曲虹膜隔环,因为过度弯曲可能导致其断裂。环可以顺时针或逆时针旋转,但最好在鳍状节段的边缘操作,不要在小孔处操作。在植入 IOL 时,我们更倾向于将 IOL 夹头前段伸入前房,而不是卡在切口处进行辅助植入,因为这样可以最大限度地减少虹膜隔环移位的可能。IOL 必须置于虹膜隔环下,以避免 IOL 倾斜或偏心。再次用内聚型黏弹剂填充囊袋,确保有足够的空间植入虹膜隔环。当 IOL 植入后,应吸除黏弹剂。

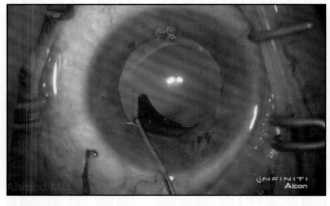
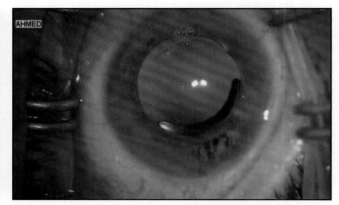
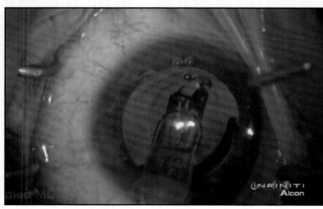
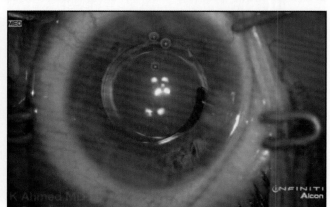

Morcher 50F/50E 全周虹膜隔环植入术

重点:

- 需要使用两个 Morcher 50E 或 50F 全周虹膜隔环才能完全重叠,不漏间隙。
- 50E 比 50F 更容易放置,因为 50E 的鳍状虹膜隔更窄,在囊袋中不容易相互锁在一起。
- 两个虹膜隔环都植入囊袋后再植入 IOL。在植入第二枚虹膜隔环前,将第一枚虹膜隔环放置在囊袋中,并浮于内聚型黏弹剂上。
- 前囊撕裂者不宜植入虹膜隔环,对于后囊破裂者,应谨慎使用,因为这些虹膜隔环会像张力环一样向外抻拉和扩张囊袋,并可能导致囊袋破裂。

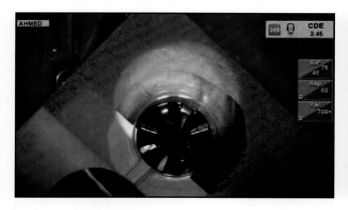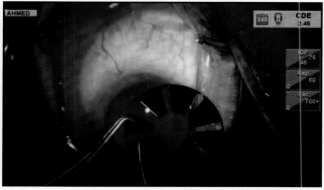

- 白内障超声乳化和皮质吸除后,应使用内聚型黏弹剂将囊袋完全填充。如果在囊袋还没有完全填充时就植入这些虹膜隔环,可能会导致悬韧带的损伤和(或)囊袋的破裂。
- 颞侧切口扩大到至少 3.25mm,稍扩一点的切口会更利于植入虹膜隔环,但过大的切口会使前房变浅。我们建议 3.5~4mm 的切口。
- 需要使用无齿镊子夹持虹膜隔环,因为聚甲基丙烯酸甲酯的材质很容易被尖锐的工具划伤。

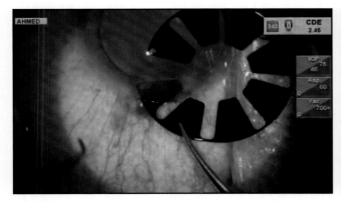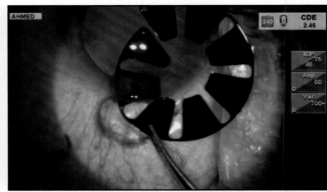

- 植入虹膜隔环时,应使用无齿镊,首先植入前端鳍状节段(前端鳍较小,两个环的前端鳍的头部均为圆形)。
- 通过颞侧切口将虹膜隔环植入囊袋内。在植入的虹膜隔环不超过 3 个钟点弧长之前,应确定鳍状虹膜隔环前端位于囊袋内,而不是在睫状体沟内。

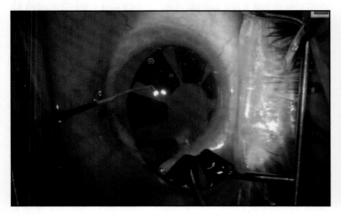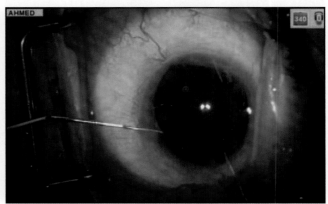

- 将 Sinskey 调位钩通过辅助切口伸入前端鳍的定位孔处,有助于虹膜隔环进入囊袋。继续缓慢地植入整个环,直到尾鳍(孔位于外缘)刚好位于主切口。然后使用 Sinskey 调位钩伸入尾鳍的定位孔,向后引导进入囊袋。

　　囊袋内填充内聚型黏弹剂，使虹膜隔环向上、向前囊的方向移动。第二个环需要在第一个环的后面。再次使用内聚型黏弹剂填充整个囊袋，并确保第一个环向前囊方向移动。

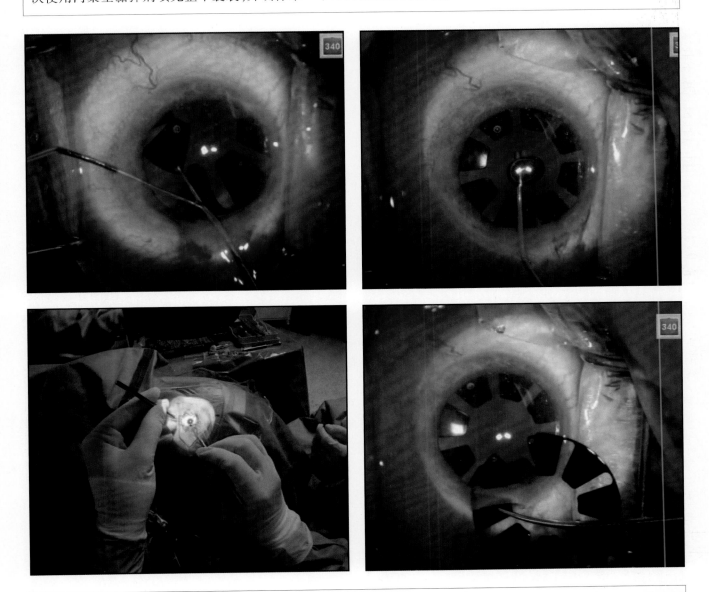

　　第二个虹膜隔环的前两个鳍状节段通过之前植入的第一个虹膜隔环的中心植入前房。用无齿镊将虹膜隔环送入主切口的同时，通过辅助切口，并用 Kuglen 虹膜钩向下引导虹膜隔环植入第一个虹膜隔环后面。

- 用 Sinskey 调位钩穿过虹膜隔环尾鳍上的定位孔,引导其穿过主切口,而 Kuglen 虹膜钩用于确保第二个虹膜隔环位于在第一个虹膜隔环的下方。
- 避免两个虹膜隔环的鳍状节段相互交错、咬合,因为这样可能会导致虹膜隔环旋转非常困难。

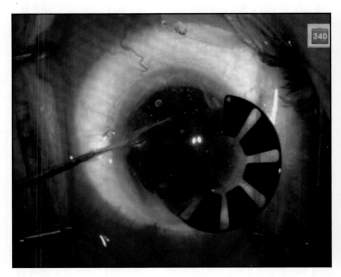 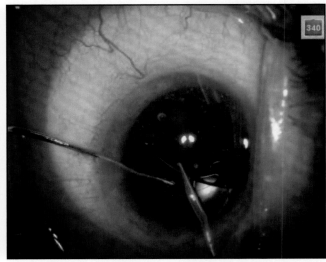

- 第二个虹膜隔环植入后,用 Kuglen 虹膜钩和 Sinskey 调位钩旋转拨动上环,直至鳍状节段覆盖下环的空隙。旋转前使用黏弹剂,将两个环上下分离,这样更有助于上述拨动、旋转的操作。全过程需要保持囊袋的完整性。
- 如果两个虹膜隔环的鳍状节段相互交错、咬合,可以使用显微镊进行手动分离。这一操作是通过上提上环的鳍状节段的同时,使用 Kuglen 虹膜钩向下推下环的鳍状节段来完成的。

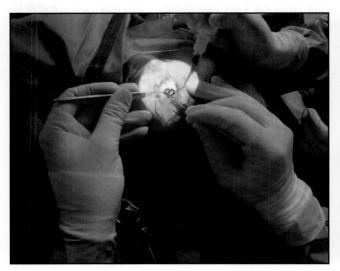 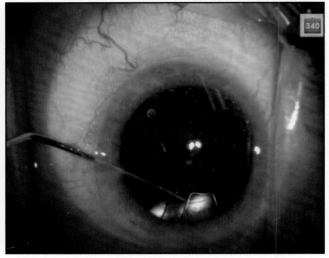

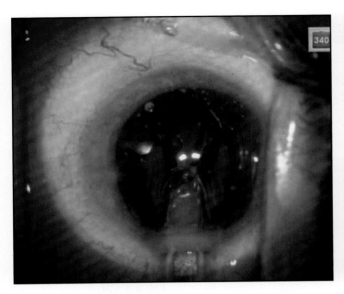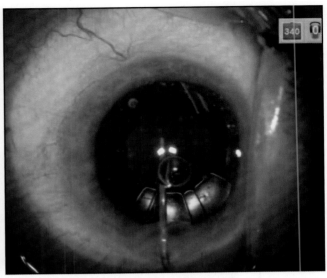

- 一旦虹膜隔环上的所有间隙都被另一个虹膜隔环的鳍状节段遮挡,除在中央瞳孔区外,通过虹膜隔环几乎看不到红光反射。
- 使用内聚型黏弹剂将两个人工虹膜环上顶至前囊膜下。使用植入器将 IOL 完好地推注入囊袋内,以确保 IOL 植入虹膜环后不会钩住虹膜隔环。
- 可以对虹膜隔环位置进行调整,使其完全遮挡光的进入。

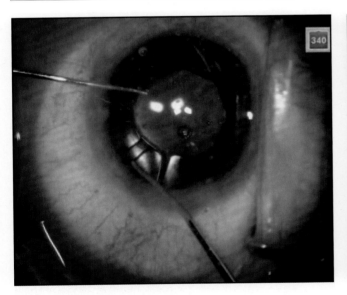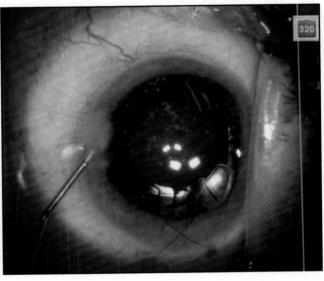

缝合主切口,手动移除黏弹剂,防止通过 I/A 注吸移除黏弹剂时虹膜隔环发生移动。

如何在囊袋内植入 HumanOptics 人工虹膜

这是一位先天性无虹膜的患者。行常规超声乳化白内障吸除术及 IOL 植入术。将一片式丙烯酸 IOL 植入囊袋后,使用角膜环钻切割 HumanOptics 个性化、手绘纹理的人工虹膜(无纤维型),切割的直径应比角膜白到白直径小 1mm。

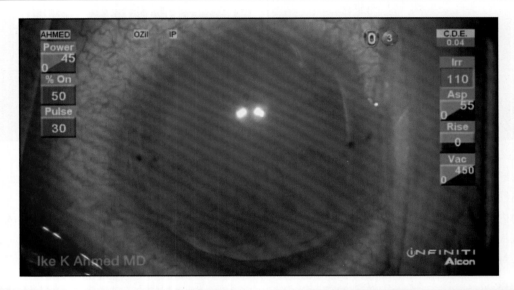

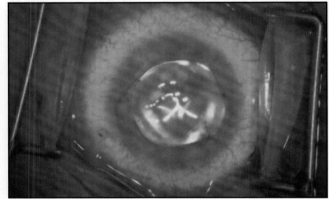

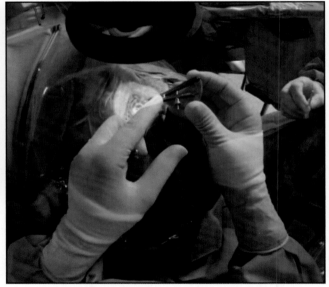

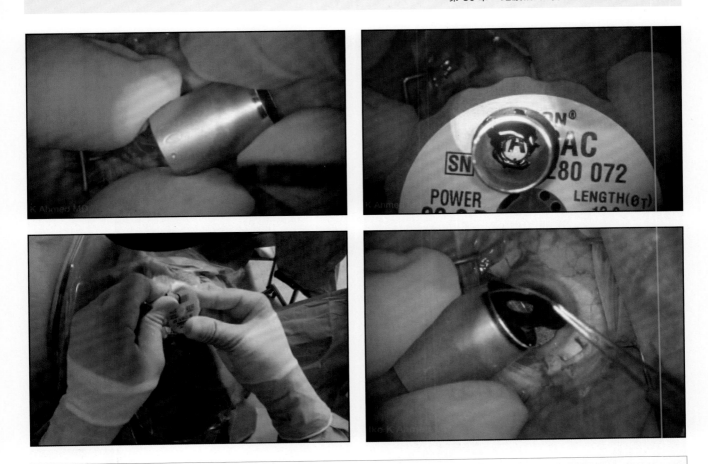

　　角膜环钻可以在 IOL 盒子或任何单手可握持的其他物件的小平面操作。切割过程必须非常小心,做到切割边缘光滑、连续,无残留碎片或尖锐的边缘,否则可能导致葡萄膜组织损伤。

HumanOptics 人工虹膜必须三折卷起，颜色面朝外，并用无齿镊将其插入 IOL 植入夹头内，以避免损坏定制的颜色表面。

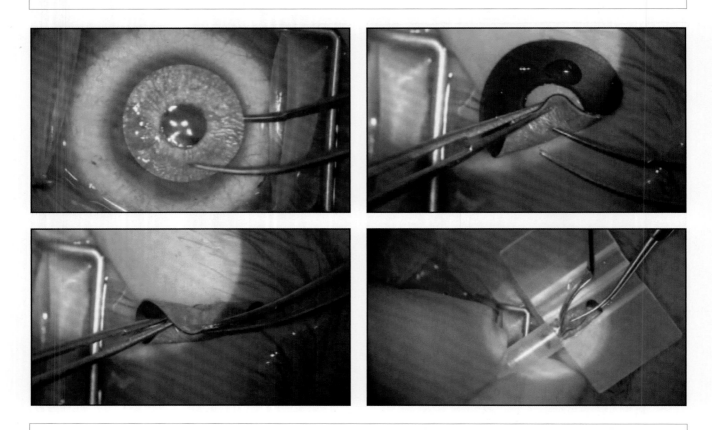

在本病例中，我们使用飞机头式 IOL 植入夹头，但也可以使用其他折叠 IOL 夹头。

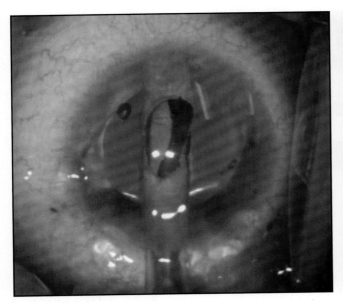
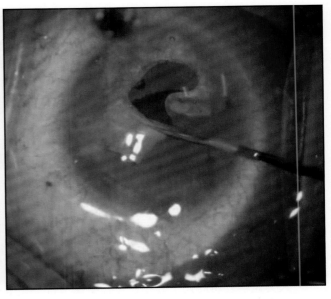

推注器夹头的斜面朝下,将人工虹膜直接推注入囊袋内或其上方。不要用切口辅助法推注人工虹膜。当撤出推注器夹头时,使用辅助器械将人工虹膜保留在眼内。使用显微眼内钳和 1 个 Kuglen 虹膜钩将人工虹膜完全植入囊袋内。夹住人工虹膜的瞳孔缘,用 Kuglen 虹膜钩自中心向周边推拉人工虹膜,使其植入囊袋内。用钝冲洗针头向前房内注吸平衡盐溶液置换黏弹剂。特别注意不要让前房变浅。手动注吸黏弹剂的所有病例,术后都应进行眼压监测和给予青光眼滴眼液,必要时口服药物降低眼压。

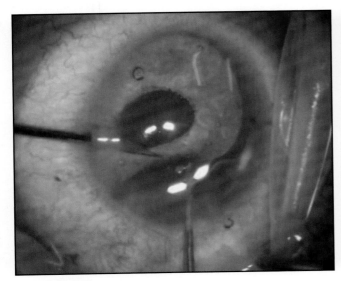
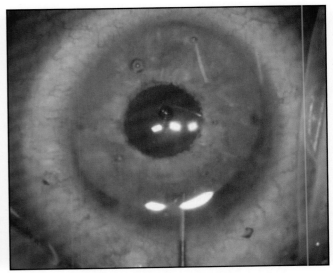

(高岩 译　雷琼 校)

第 **31** 章 人工虹膜联合三片式人工晶状体襻巩膜层间固定术

引言

在无虹膜和无晶状体的情况下,治疗方法局限为美容性隐形眼镜或者虹膜隔环联合I-OL植入术。虹膜隔环与IOL联合植入术在提高视力和缓解畏光方面展现了良好的效果,但在美容方面并不出色。

人类光学公司的人工虹膜在美容上优于目前的虹膜隔环。然而,它没有与人工晶状体合并制造。尽管手术操作上有些挑战,该项技术提供了卓越的美容效果、视觉康复和改善畏光。

要点

- 该技术与第20章描述的巩膜层间IOL襻固定术非常相似。重要的区别在于该技术需要一个更大的切口(7mm),并通过在人工虹膜上制作"皮带环"样的穿刺孔,将三片式IOL固定在人工虹膜上。
- 当通过人工虹膜的"皮带环"穿刺孔固定IOL时,IOL的方向必须正确。这项技术必须使用带纤维的HumanOptics人工虹膜。
- 切口应至少7mm长,否则因植入人工虹膜与IOL复合体进入眼内时的用力过大,可使IOL偏心。
- 用角膜环钻在坚硬的表面切割人工虹膜,不容易出现毛刺和残端。
- 如果人工虹膜存在毛刺和残端存在,在植入人工虹膜前,需要切除掉大的残端。

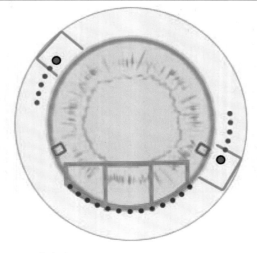

- 主侧切口。
- 7mm 三平面巩膜隧道切口。
- 23-G 巩膜穿刺。
- 30-G 间隔 180°L 型球结膜下巩膜"隧道"穿刺。

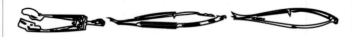

- 两套显微手术器械,包括显微打结镊。
- 前房维持器或睫状体平坦部灌注管。
- 30-G 针头(×2)。
- 23-G 套管针[微型玻璃体视网膜(mvR)刀片]。
- 带纤维的 HumanOptics 人工虹膜。
- 纤维蛋白胶。

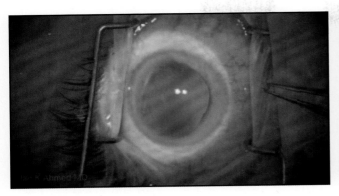
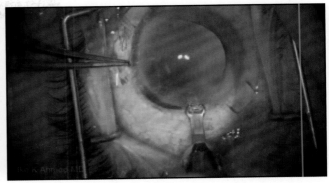

- 这是 1 例外伤性无晶状体和部分虹膜缺损的患者,有平坦部玻璃体切割术和晶状体切除术手术史。
- 在主切口处制作 1 个 7mm 长、250μm 深的角膜缘切口。
- 如第 20 章中所描述的巩膜层间 IOL 襻固定术一样,制作巩膜瓣和"隧道"用于埋藏 IOL。

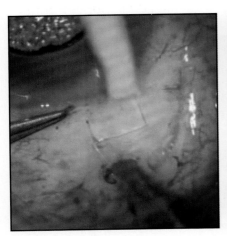
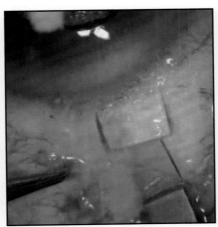
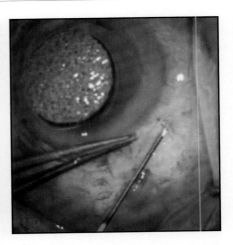

　　HumanOptics 人工虹膜标准尺寸为 12.8mm。对于大多数眼球来说,必须切割到 10mm。这样长 13mm 的 IOL 襻就能够充分地插入巩膜"隧道"。人工虹膜与正常虹膜类似有两个面,分别为有色面和黑色面。

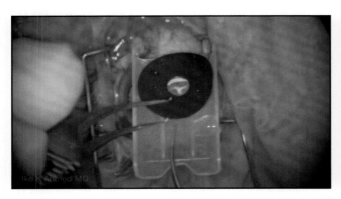 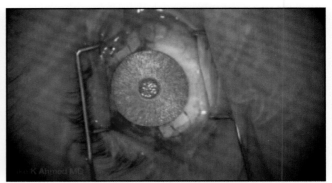

最好使用 10mm 的角膜环钻切割人工虹膜。注意力集中很重要。切割的动作需要在人工虹膜上施加相当大的压力，以及来回旋转环钻。始终将人工虹膜的有色面朝下进行切割。重要的是要一次性切断人工虹膜全层，并避免重新定位，以确保边缘是平滑的。可使用 Westcott 弯剪剪除人工虹膜 10mm 环区和周围环之间的任何残留物。

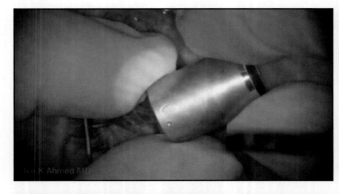 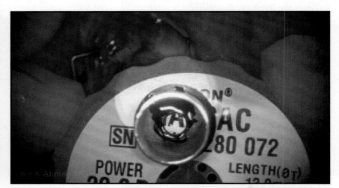

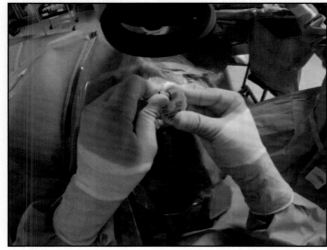 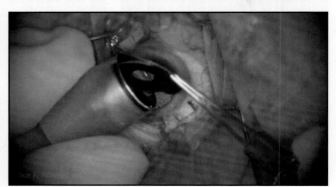

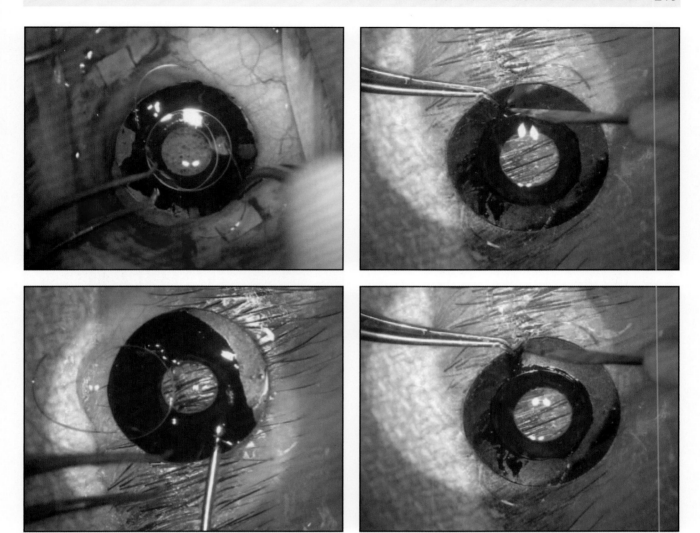

• IOL 与人工虹膜的固定是通过制作两个穿刺孔来实现的,这些穿刺孔将充当每个 IOL 襻的皮带孔。翻转 IOL 和人工虹膜,将翻转的 IOL 置于人工虹膜光圈的中心,这样可以在人工虹膜上两次穿刺的位置做标记。

• 用有齿镊固定人工虹膜,用尖刀片,垂直于襻切割两个间隔 0.5mm,均为 0.5mm 长的全层缝隙样切口。这样就形成了一个皮带环,通过皮带环可以固定晶状体襻,将 IOL 固定在人工虹膜上。

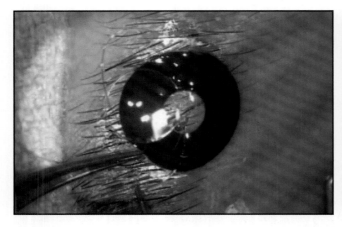
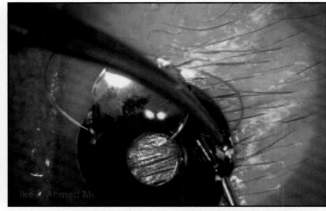
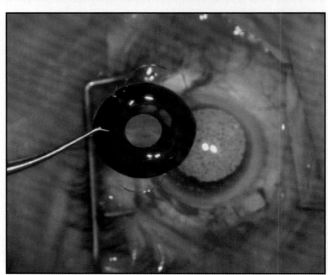

- IOL 固定与人工虹膜皮带环的图解。

- 显微弯镊穿过两个缝隙切口。皮带环位置的人工虹膜在显微镊上呈"桥"样形态。
- 为防止 IOL 襻过度弯曲或断裂,显微眼内钳抓住近端襻的顶端,并连同 IOL 襻一起通过皮带环向后撤出,直到 IOL 再次位于瞳孔中心。
- 对另一个 IOL 襻重复此操作。在第一个襻已经放置的情况下,为了在皮带环中插入第二个襻,需要通过第一个皮带环尽可能地插入多一点的 IOL 襻,这样可有更大的操作空间,以防在通过皮带环插入第二个 IOL 襻时发生扭曲。

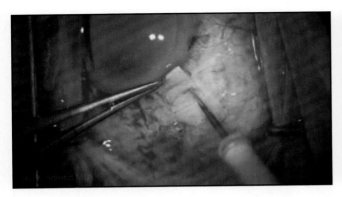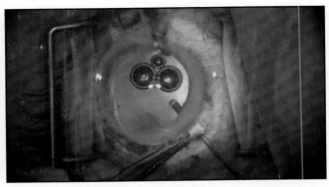

　　用 20-G 的 MVR 穿刺刀进行巩膜穿刺以便引出 IOL 襻，在距巩膜突 0.5mm（蓝色角膜缘与白色巩膜相交界）处进行穿刺，穿刺孔不要位于方形巩膜瓣的中心，而应偏向 IOL 襻隧道入口的位置。这样就确保了 IOL 襻插入一条较长的巩膜隧道。这里，我们使用曲安奈德给玻璃体染色，并通过前或后入路进行彻底的玻璃体切割术，以去除后段前部的玻璃体，尤其是巩膜穿刺口的周围，此时应插入前房灌注维持器。

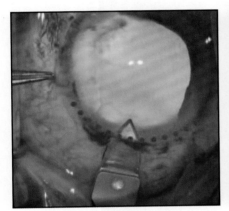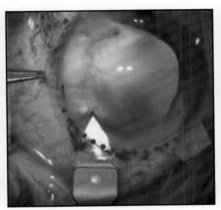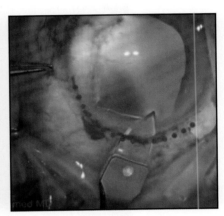

　　制作三平面手术切口，可确保切口充分愈合，并最大限度地减少散光。在之前制作的角膜缘沟（紫色虚线所示）中心，用 2.75~3mm 的角膜刀穿刺进入前房，然后向左、右两侧切开以扩大切口。

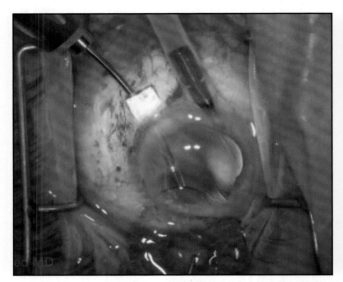 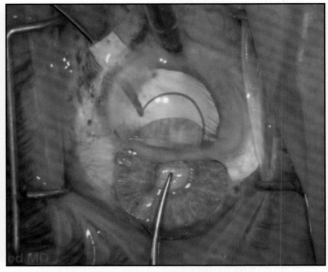

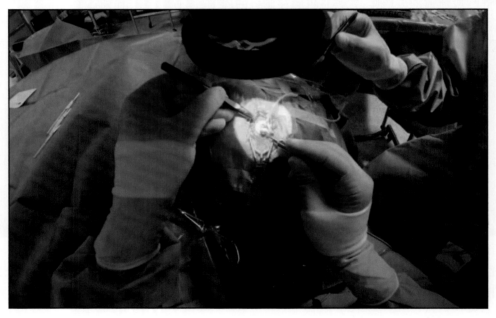

- 用无齿弯镊夹住 IOL 与人工虹膜复合体的中心,以防止 IOL 在插入时滑脱。
- 显微弯镊通过之前的 MVR 巩膜穿刺切口进入,并在 IOL/人工虹膜复合体进入眼内时夹住前襻(见第 20 章)。不要牵拉,而是将复合植入物推送入眼内。记得用后路灌注或前房灌注来维持前房。

从巩膜穿刺口引出前襻，并由助手用无齿镊固定。提前用另一把显微镊通过与前襻巩膜穿刺口相距180°的巩膜穿刺口进入眼内，然后用另一把显微镊从角膜缘切口进入，将后襻递给该显微镊，类似握手、交接动作（见第 20 章）。由于人工虹膜的遮挡，想要看清楚后襻非常困难，因此尽可能在周边进行操作会更便利。靠近角膜切口附近做巩膜瓣将使上述步骤更易于操作。

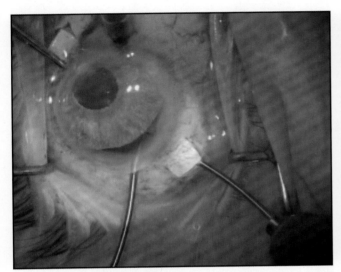
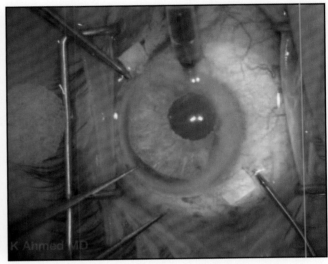

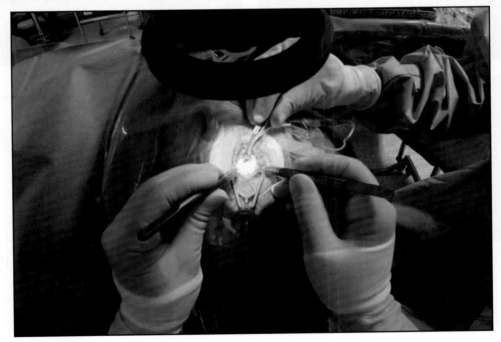

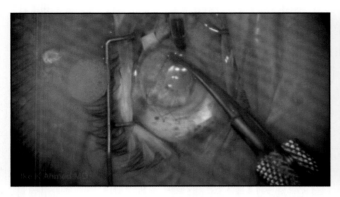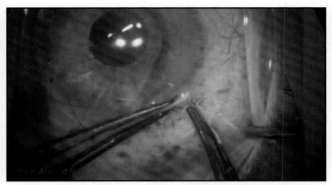

　　及时缝合手术切口，避免发生浅前房、玻璃体脱出，尤其是脉络膜扩张或脱离，这些可能会导致灾难性的并发症。我们首选的缝合方式是连续"Z"缝合。关于这种缝合方法的详细说明，请参见第 26 章。

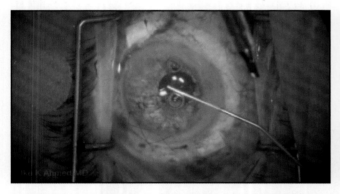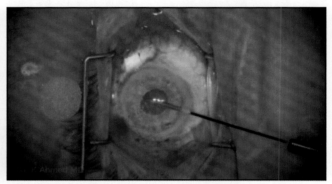

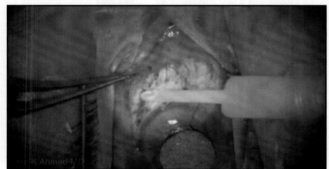

　　使用显微眼内镊调整复合体的居中位置，固定一个襻的同时轻轻拉动另一个襻，以防止其脱位。一旦位置居中，将前后襻插入巩膜隧道，再用纤维蛋白胶闭合巩膜瓣。

（高岩 译　雷琼 校）

第32章 虹膜根部离断修复术

引言

当患者由于虹膜根部离断而引起视觉不适感,如畏光或单眼复视时,可以进行虹膜根部离断修复术。修复时可能需要联合实施瞳孔成形术,因为将离断的虹膜牵拉至虹膜根部时可能会导致瞳孔散大,特别是当瞳孔括约肌功能不良或无功能时。

要点

- 识别虹膜的方向:在虹膜根部离断时,虹膜自身会出现扭曲,所以必须小心分辨,否则可能会混淆瞳孔括约肌和周边虹膜根部。
- 使用内聚型黏弹剂将虹膜展平复位。
- 使用弥散型黏弹剂填压玻璃体。

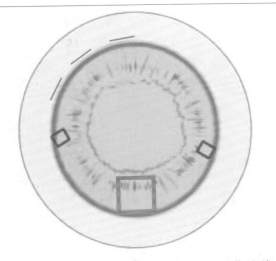

- 切口示意图,结膜环形切开,埋藏缝线的巩膜沟槽(一槽一结)。

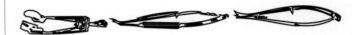

- 带直针(STC-6)或弯针(CIF-4 或 PC-7)的 10-0 聚丙烯缝线。
- 显微眼内镊。

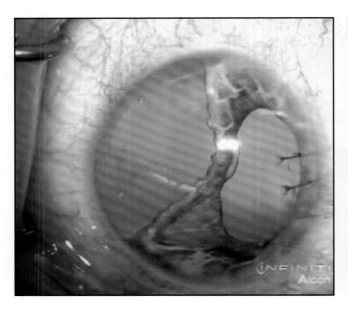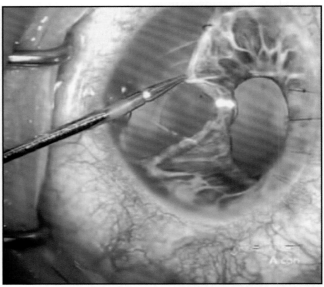

- 识别虹膜解剖结构,可通过中心瞳孔及靠近角膜缘的周围虹膜来定位。显微眼内镊可以用来将离断的周边虹膜拉近角膜缘,内聚型黏弹剂可以用来展开卷曲的虹膜。
- 在虹膜根部离断的方位平行角膜缘行结膜环形切开,以识别巩膜突,并寻找蓝白交界处。在巩膜突的位置平行于角膜缘,沿虹膜根部离断的钟点位,做数条弧长 2mm 的巩膜沟槽。

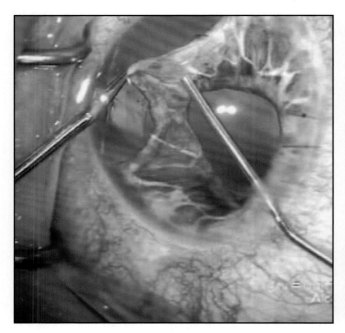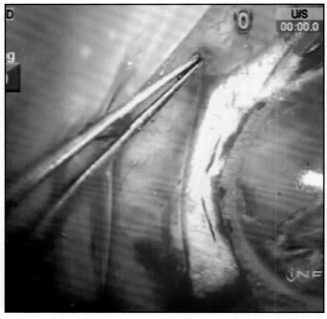

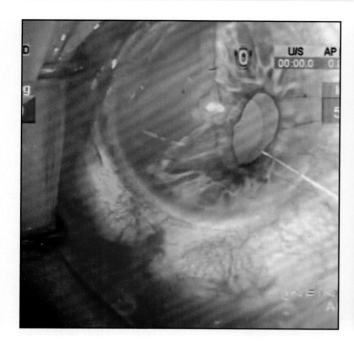
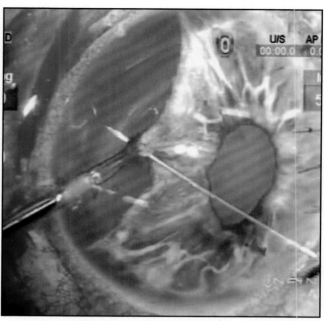

- 用带双针的缝线穿过周边虹膜,并用 27–G 注射针头从巩膜沟槽穿刺,在相当于巩膜突的位置进入眼内,对接该针。显微眼内镊可以辅助该操作的进行。
- 退出 27–G 注射针头,同时引导缝针从眼内穿出。
- 或者不使用引导针头对接,直接用缝针穿过虹膜后再穿出巩膜。
- 间隔 1.5 个钟点位并用缝线另一头的缝针重复这一步骤。虹膜面两针的跨度应略小于巩膜面,这样虹膜就可以在巩膜内壁充分展平。

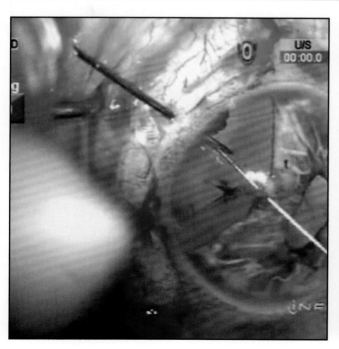
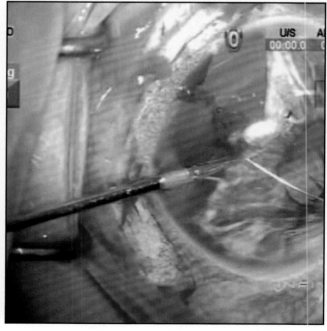

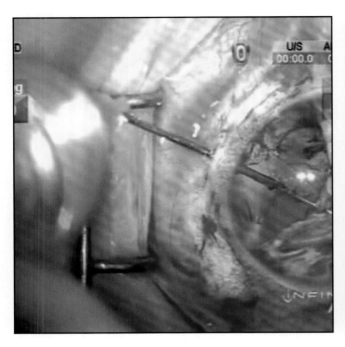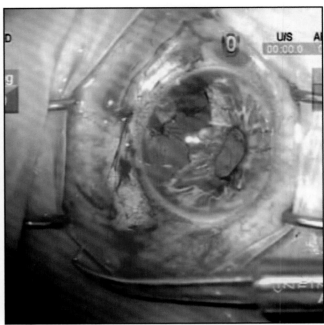

- 将缝线在外部打结,并沿着虹膜根部离断的位置重复上述操作。如果需要重复多次,在所有操作结束前不要打结。
- 先将缝线打一个滑结。因为有时需要调整虹膜位置,以避免向一个角度过度牵拉瞳孔。
- 旋转线结,将其埋入巩膜层间。
- 缝合结膜。

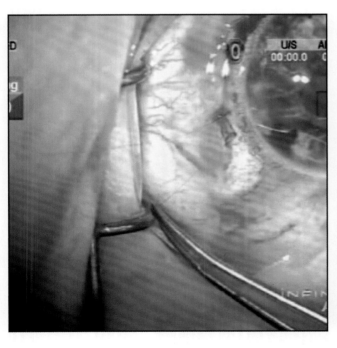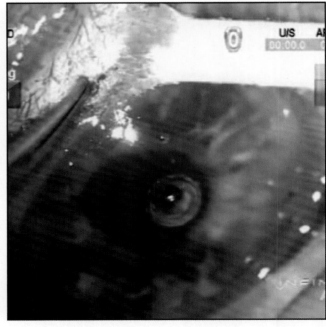

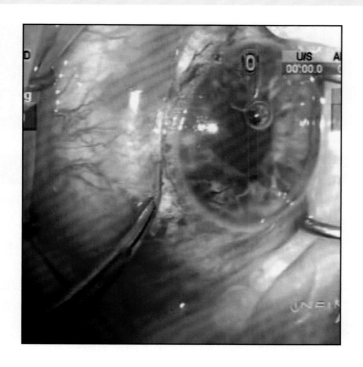

（雷琼 译　高岩 校）

第33章 睫状体脱离缝合固定术

引言

由于睫状体脱离后，房水进入脉络膜上腔，因此会导致低眼压。该脱离是睫状体的纵向纤维与巩膜突的分离。有些患者的睫状体脱离可以自行闭合。有些未闭合者可能会出现低眼压及相关后遗症（低眼压性黄斑病变、脉络膜积液、视盘水肿和视力下降）。如果阿托品等保守治疗失败，可以尝试激光治疗（氩激光或经巩膜二极管激光睫状体光凝），通过诱导炎症导致瘢痕来使脱离复位。如果失败了，就需要进行手术治疗。

要点

- 缝合术中需要适当的房角镜检查来确定脱离的范围。
- 术前超声生物显微镜检查可以定位明显超出临床裂隙范围的脉络膜上腔液体。
- 脉络膜血管丰富；必须注意服用抗凝药物治疗的患者——给不能停止抗凝治疗的患者直接手术，存在高风险。
- 限制类固醇药物的使用，以利于术后瘢痕组织的形成。

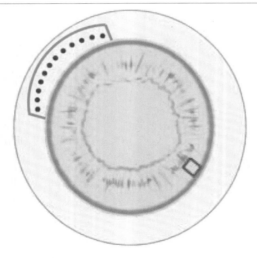

- 前房穿刺术。
- 球结膜环形切开术和拟缝合区域的巩膜瓣。

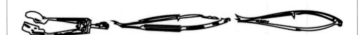

- 带 CIF-4 或 PC-7 针的 10-0 聚丙烯缝线。
- 单镜或 4 镜的术中房角镜。
- 显微手术器械，包括显微眼内镊。
- 月形刀。

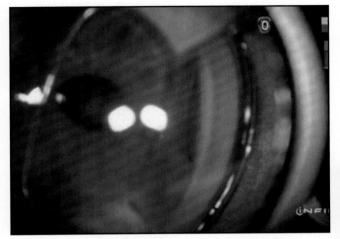

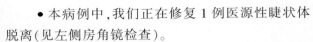

- 本病例中,我们正在修复 1 例医源性睫状体脱离(见左侧房角镜检查)。
- 在做前房穿刺术后,注入平衡盐溶液,升高眼压。
- 术中使用房角镜帮助确定睫状体脱离的范围。在角膜表面标记脱离的边界。

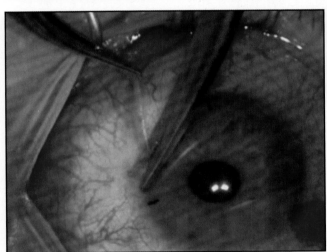

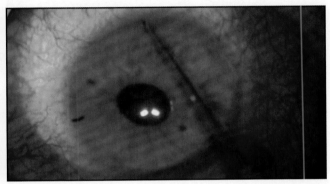

- 在角膜缘后 4~5mm 处行球结膜环形切开术,切开的范围要大于脱离的范围约 1mm。
- 可放置 7-0 Vicryl 缝线(可吸收缝线 910)或 6-0 丝线牵引眼球。
- 在角膜缘后 4.5mm 或巩膜突后 3.5mm 做深度为 50%~75% 厚度的巩膜瓣。

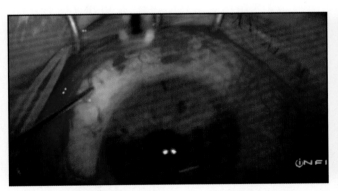

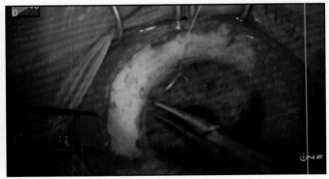

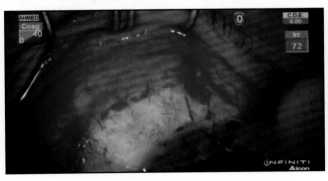

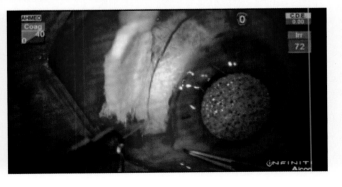

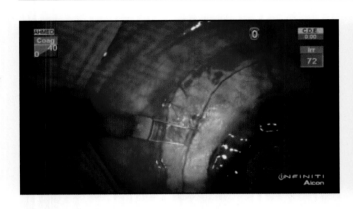
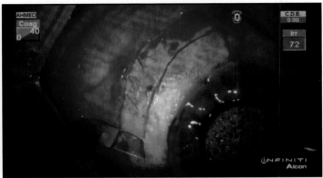

使用月形刀睫状体脱离的范围做约 250μm 厚的巩膜瓣，并将巩膜瓣翻转到角膜缘上，以暴露下方巩膜。

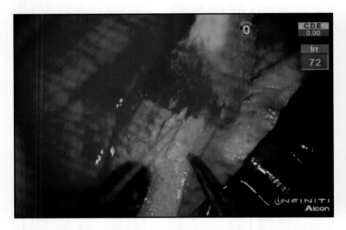
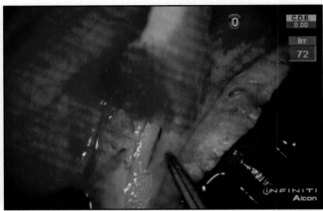

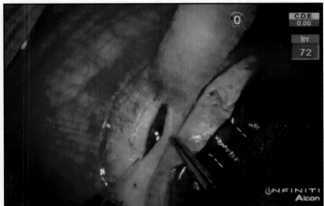

在距巩膜突后 2.5mm 处沿巩膜瓣的长度切开巩膜。如果眼球处于高压状态，在切开过程中会看到液体溢出，从而暴露出葡萄膜组织（脉络膜）。

● 用带针的聚丙烯缝线先穿过巩膜切口的一侧,然后在穿过切口的另一侧之前穿过少许表层极薄的脉络膜组织。

● 可行间断缝合或褥式连续缝合。

● 缝合巩膜瓣,将脉络膜组织嵌入闭合的巩膜切口中。

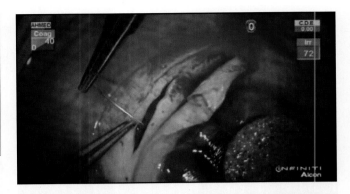

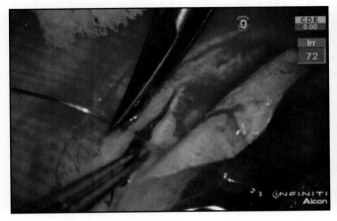

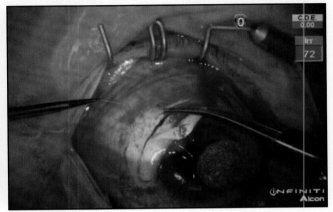

如果有必要,在手术过程中可以延长巩膜切口,直到暴露整个脱离区域。切开和缝合需要分段进行,以免巩膜切口过大而导致严重出血,引起眼内容物的脱出。

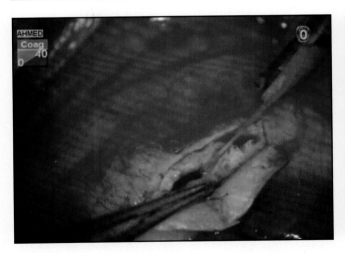

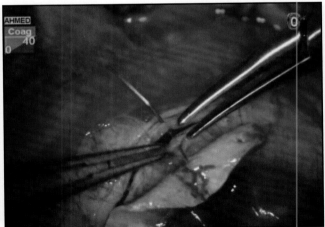

　　在缝合脉络膜时,可能需要用显微眼内镊牵拉虹膜。然而,过度牵拉虹膜可能会使缝合的脉络膜脱落。为了让睫状体脱离复位,不必担心可能出现的轻度瞳孔散大。

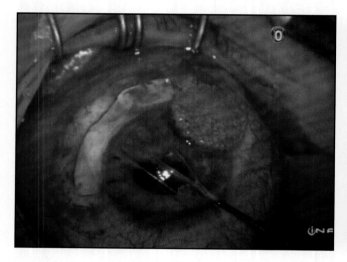
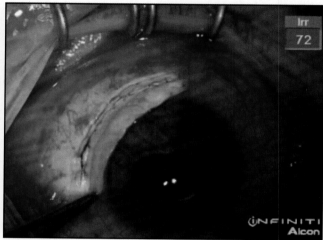

- 当睫状体脱离复位后,可将纤维蛋白胶置于巩膜上,闭合巩膜瓣;然而,通常需要使用10-0尼龙线或7-0 Vicryl线缝合巩膜瓣。
- 术中可用氩激光照射虹膜根部诱发炎症反应。
- 闭合结膜切口。在该病例中我们再次使用纤维蛋白胶闭合结膜切口;然而,也可以使用7-0 Vicryl线进行缝合。
- 拆除牵引缝线,眼内保留部分黏弹剂可以在术后早期升高眼压,特别是对于已有脉络膜积液的患者。

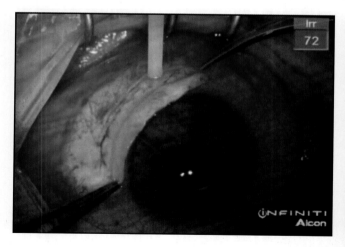
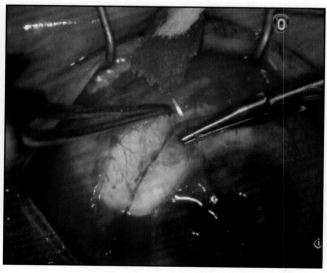

（雷琼 译　高岩 校）

第34章

周边虹膜-悬韧带-前段玻璃体联合切除术防治恶性青光眼

引言

恶性青光眼是以前房进行性变浅为特征的危急状况。尽管关于其发病机制存在多种理论,比较一致的观点认为是由于脉络膜扩张诱发恶性青光眼的发作。恶性青光眼常发生在眼轴较短和巩膜较厚的眼睛中,因此,在进行眼内操作时,应警惕这些危险因素。

要点

- 预防是关键!保持前房压力稳定可以防止一过性低眼压和脉络膜扩张。
- 必要时在所有主要器械交换过程中使用平衡盐溶液或眼用黏弹剂来维持前房的形成。
- 识别术中和术后恶性青光眼的体征。切记并不一定总是出现眼压升高。
- 对恶性青光眼患者或有发展为恶性青光眼风险的患者,可考虑实施周边虹膜-悬韧带-玻璃体联合切除术(IZHV)。
- 根据前房深度,可以从前路或后路进行IZHV。
- 晶状体摘除后都利于这两种入路的手术操作,两种手术方式均可联合晶状体摘除或在IOL眼中实施。
- 通常情况下,对于有潜在眼部异常或平坦部较短的危险眼,前入路手术对前节医生更容易,但如果想要去除玻璃体以加深前房,则考虑后入路手术。
- 行玻璃体切割的穿刺口应距离行IZHV的位置相隔3个钟点位置。否则,操作时眼球可能扭转或者玻璃体切割操作不够深,尤其若经更远的穿刺口需要更长时间的玻璃体切割手术。

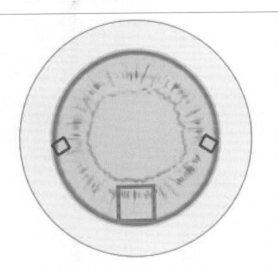

- 标准主侧切口的超声乳化手术。

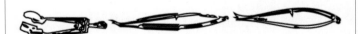

- 23-G前段玻璃体切割器械。
- 平衡盐溶液27-G钝针头。

前入路方式

处理周边虹膜时玻璃体切割头切割面朝下。切割原头在原激光周边虹膜切口处,使用高负压和干切模式,做周边虹膜切开术。虹膜周切口位置最好在上方,切除范围要足够大。

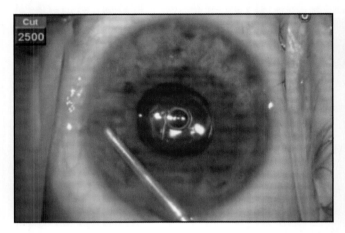

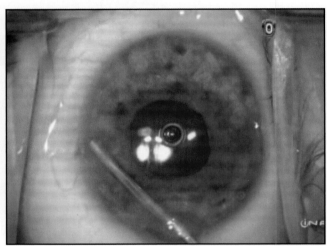

- 完成周边虹膜切开术后,将玻切头的切割面朝上,伸入虹膜周切口内,此时勿抽吸或切割。
- 玻璃体切割头通过虹膜周切口进入玻璃体腔,切割头面朝下,进入无抽吸切割模式(在大多数机器上踏板位于第2挡)。
- 将玻璃体切割头向前推进2~3mm,全程切割。抽吸部分前段玻璃体。
- 玻璃体切割头撤回前房时,注意不要抽吸;否则玻璃体可能会被前房内吸入。
- 使用黏弹剂增加前房压力,防止玻璃体脱出。

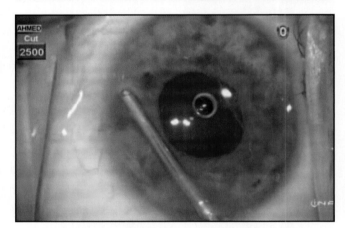

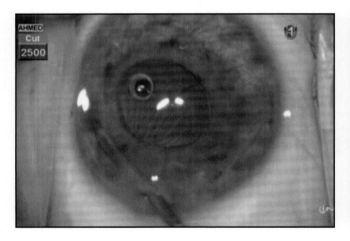

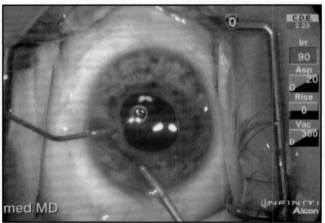

后入路方式

- 对于需要进行 IZHV 的小眼球,其平坦部也非常小。可考虑与玻璃体视网膜手术医生一起合作对平坦部入路位置和玻璃体进行处理。
- 将玻璃体切割头的切割面朝上,从周边开始切除少量的前段玻璃体。
- 理想情况下,通过已经完成的虹膜周切口处,可以看到玻璃体切割头的轨迹。
- 通过晶状体周边悬韧带和扩大的虹膜周切口,向前推进玻璃体切割头。

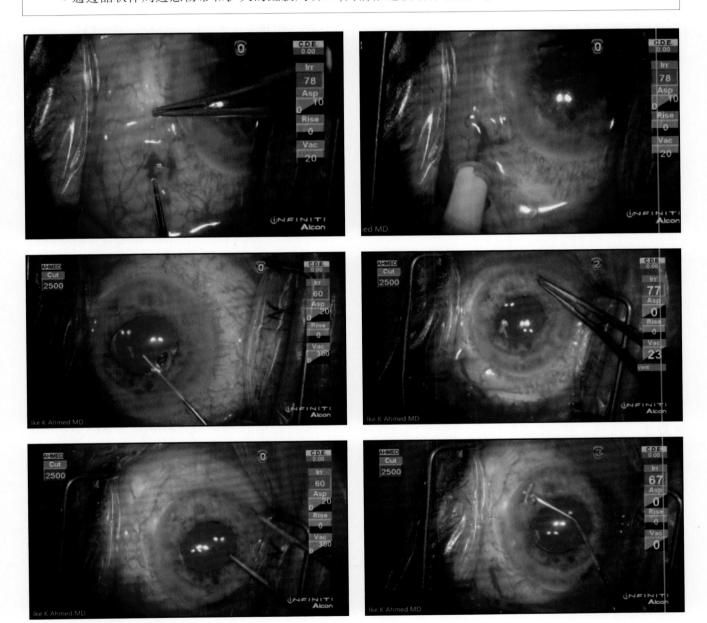

(李莉　译　周莉　校)

参考文献

第 6 章

Malyugin B. Cataract surgery in small pupils. Indian J Ophthal-
   mol. 2017;65(12):1323−1328. doi:10.4103/ijo.IJO_800_17.

第 8 章

Little BC,Smith JH,Packer M. Little capsulorhexis tear−out
   rescue. J Cataract Refract Surg. 2006;32 (9):1420−1422.
   Marques FF,Marques DM,Osher RH,Osher JM. Fate of
   anterior capsule tears during cataract surgery. J CataractRe-
   fract Surg. 2006;32(10):1638−1642.

第 9 章

Blecher MH,Kirk MR. Surgical strategies for the manage-
   ment of zonular compromise. Curr Opin Ophthalmol.
   2008;19(1):31−35.

第 10 章

Hasanee K,Ahmed II. Capsular tension rings:update on endo-
   capsular support devices. Ophthalmol Clin NorthAm.
   2006;19(4):507−519.

第 11 章

Hasanee K,Ahmed II. Capsular tension rings:update on endo-
   capsular support devices. Ophthalmol Clin NorthAm.
   2006;19(4):507−519.

第 12 章

Li B,Wang Y,Malvankar-Mehta MS,Hutnik CM. Surgical
   indications,outcomes,and complications with the useof a
   modifi ed capsular tension ring during cataract surgery. J
   Cataract Refract Surg. 2016;42 (11):1642 −1648. doi:
   10.1016/j.jcrs.2016.10.007. PubMed PMID:27956292.

第 14 章

Gimbel HV,DeBroff BM. Intraocular lens optic capture. J
   Cataract Refract Surg. 2004;30 (1):200 −206. Review.
   PubMed PMID:14967291.

第 15 章

Gimbel HV,DeBroff BM. Intraocular lens optic capture. J
   Cataract Refract Surg. 2004;30 (1):200 −206. Review.
   PubMed PMID:14967291.

第 16 章

Gimbel HV,DeBroff BM. Intraocular lens optic capture. J
   Cataract Refract Surg. 2004;30 (1):200 −206. Review.
   PubMed PMID:14967291.264 REFERENCES

第 17 章

Holt DG,Young J,Stagg B,Ambati BK. Anterior chamber in-
   traocular lens,sutured posterior chamber intraocularlens,or
   glued intraocular lens;where do we stand? Curr Opin
   Ophthalmol. 2012;23 (1):62 −67. doi:10.1097/ICU.
   0b013e32834 cd5e5. Review. PubMed PMID:22081029;
   PubMed Central PMCID:PMC3306769.Wagoner MD,
   Cox TA,Ariyasu RG,Jacobs DS,Karp CL;American A-
   cademy of Ophthalmology. Intraocular lensimplantation in
   the absence of capsular support:a report by the American
   Academy of Ophthalmology.Ophthalmology. 2003;110
   (4):840−859. Review. PubMed PMID:12689913.

第 18 章

Holt DG,Young J,Stagg B,Ambati BK. Anterior chamber in-
   traocular lens,sutured posterior chamber intraocularlens,or
   glued intraocular lens;where do we stand? Curr Opin
   Ophthalmol. 2012;23(1):62−67. doi:10.1097/ICU.0b013
   e32834cd5e5. Review. PubMed PMID:22081029;PubMed
   Central PMCID:PMC3306769.Wagoner MD,Cox TA,
   Ariyasu RG,Jacobs DS,Karp CL;American Academy of
   Ophthalmology. Intraocular lensimplantation in the absence
   of capsular support:a report by the American Academy of
   Ophthalmology.Ophthalmology. 2003;110 (4):840−859.
   Review. PubMed PMID:12689913.

第 19 章

Michaeli A,Assia EI. Scleral and iris fi xation of posterior
   chamber lenses in the absence of capsular support. CurrOpin
   Ophthalmol. 2005;16(1):57−60. Review. PubMed PMID:
   15650581.

第 20 章

Agarwal A,Jacob S,Kumar DA,Agarwal A,Narasimhan S,
   Agarwal A. Handshake technique for glued intrascleralhap-

tic fi xation of a posterior chamber intraocular lens. J Cataract Refract Surg. 2013;39(3):317−322.doi:10.1016/ j. jcrs.2013.01.019.Agarwal A,Kumar DA,Jacob S,Baid C, Agarwal A,Srinivasan S. Fibrin glue−assisted sutureless pos-teriorchamber intraocular lens implantation in eyes with de-fi cient posterior capsules. J Cataract Refract Surg.2008;34 (9):1433 −1438. doi:10.1016/j.jcrs.2008.04.040.Gabor SGB,Pavlidis MM. Sutureless intrascleral posterior chamber intraocular lens fi xation. J Cataract RefractSurg. 2007;33 (11):1851 −1854. doi:10.1016/j.jcrs.2007.07.013.Kumar DA,Agarwal A. Glued intraocular lens:a major review on surgical technique and results. Curr OpinOphthalmol. 2013;24(1):21−29. doi:10.1097/ICU.0b013e32835a939f. Review. PubMed PMID:23080013.

第 21 章

Güell JL,Barrera A,Manero F. A review of suturing tech-niques for posterior chamber lenses. Curr OpinOphthalmol. 2004;15 (1):44−50. Review. PubMed PMID:14743019. Yamane S,Sato S,Maruyama-Inoue M,Kadonosono K. Flanged intrascleral intraocular lens fi xation with double-needle technique. Ophthalmol. 2017;124(8):1136−1142.

第 23 章

Alio JL,Abdelghany AA,Fernández-Buenaga R. Management of residual refractive error after cataract surgery. Curr Opin Ophthalmol. 2014;25 (4):291 −297. doi:10.1097/ICU. 0000000000000067. Review. PubMedPMID:24865 171.

第 25 章

Dajee KP,Abbey AM,Williams GA. Management of dislocat-ed intraocular lenses in eyes with insuffi cient capsularsup-port. Curr Opin Ophthalmol. 2016;27(3):191−195. doi: 10.1097/ICU.0000000000000260.Review.PubMed PMID: 26913739.REFERENCES 265

第 26 章

Michaeli A,Assia EI. Scleral and iris fi xation of posterior chamber lenses in the absence of capsular support. Cur-rOpin Ophthalmol. 2005;16(1):57−60. Review. PubMed PMID:15650581.

第 27 章

Campbell DG,Vela A. Modern goniosynechialysis for the treatment of synechial angle-closure glaucoma.Ophthalmol-ogy. 1984;91(9):1052−1060. PubMed PMID:6493714.

第 28 章

Ogawa GS. The iris cerclage suture for permanent mydriasis:a running suture technique. Ophthalmic SurgLasers. 1998;29 (12):1001 −1009. Erratum in:Ophthalmic Surg Lasers. 1999;30 (5):412. PubMed PMID:9854714.Tsao SW,Holz HA. Iris mattress suture:a technique for sectoral iris defect repair. Br J Ophthalmol. 2015;99(3):305−307. doi:10.1136/ bjophthalmol−2014−305391. PubMed PMID:24879808.

第 29 章

Ogawa GS. The iris cerclage suture for permanent mydriasis:a running suture technique. Ophthalmic SurgLasers. 1998;29 (12):1001−1009.

第 30 章

Farahi A,Hashemi H,Mehravaran S. Combined cataract surgery and aniridia ring implantation in oculocutaneousal-binism. J Cataract Refract Surg. 2015;41(11):2438−2443. doi:10.1016/j.jcrs.2015.05.037. PubMedPMID:26703494. Weissbart SB,Ayres BD. Management of aniridia and iris defects:an update o n iris prosthesis options. CurrOpin Ophthalmol. 2016;27 (3):244 −249. doi:10.1097/ICU. 000000000000253. Review. PubMed PMID:26871656.

第 31 章

Basarir B,Kaya V,Altan C,Karakus S,Pinarci EY,Demirok A. The use of a supplemental sulcus fi xated IOL (Hu-manOptics Add−On IOL) to correct pseudophakic refrac-tive errors. Eur J Ophthalmol. 2012;22(6):898−903. doi: 10.5301/ejo.5000156. PubMed PMID:22522392.

第 32 章

Agarwal T,Singh D,Panda A. Guide needle-assisted iridodial-ysis repair. J Cataract Refract Surg. 2011;37(10):1918;au-thor reply 1918 −1919. doi:10.1016/j.jcrs.2011.08.009. PubMed PMID:21930063.

第 33 章

Ioannidis AS,Barton K. Cyclodialysis cleft:causes and repair. Curr Opin Ophthalmol. 2010;21 (2):150 −154.doi: 10.1097/ICU.0b013e3283366a4d. Review. PubMed PMID:20051856.

第 34 章

Varma DK,Belovay GW,Tam DY,Ahmed II. Malignant glaucoma after cataract surgery. J Cataract Refract Surg. 2014;40(11):1843−1849. doi:10.1016/j.jcrs.2014.02.045.

索　引

B

白内障　62

玻璃体　78

玻璃体切割术　78

玻璃体脱出　91

C

穿刺刀　25

H

虹膜　3

虹膜隔环　204,208

虹膜钩　25,28,41,49

后囊膜　94

J

睫状沟　77,93,152

睫状体　148

晶状体撕囊　40

聚丙烯缝线　71,148

M

弥散型黏弹剂　101,107

N

囊袋拉钩　45,50

囊膜瓣　47

内聚型黏弹剂　50

P

平衡盐溶液　43

Q

前段玻璃体切割术　164

前房角镜　3

前囊膜　46

曲安奈德　81

R

人工晶状体　48

S

视轴　18

T

台盼蓝　43

瞳孔扩张环　36

W

腕关节　12,14

X

先天性瞳孔异位　191

其他

Colibri 镊　25,49,51

Kuglen　虹膜钩　53,84,209

Sinskey 调位钩　53,58,76,84,208

Vicryl 缝线　67